Examens-Fragen
Anaesthesiologie und Intensivmedizin
Zum Gegenstandskatalog

Herausgegeben von
H. Kreuscher

Zweite, neubearbeitete Auflage

339 Fragen
Im Anhang 21 Fragen des IMPP

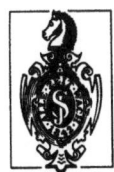

Springer-Verlag
Berlin Heidelberg New York 1980

Professor Dr. med. Hermann Kreuscher
Städtische Kliniken Osnabrück
Institut für Anaesthesiologie
Natruper-Tor-Wall 1, 4500 Osnabrück

ISBN-13:978-3-540-10321-9   e-ISBN-13:978-3-642-67789-2
DOI: 10.1007/978-3-642-67789-2

Das Werk ist urheberrechtlich geschützt. Die dadurch begründeten Rechte, insbesondere die der Übersetzung, des Nachdruckes, der Funksendung, der Wiedergabe auf photomechanischem oder ähnlichem Wege und der Speicherung in Datenverarbeitungsanlagen bleiben, auch bei nur auszugsweiser Verwertung, vorbehalten. Bei Vervielfältigungen für gewerbliche Zwecke ist gemäß § 54 UrhG eine Vergütung an den Verlag zu zahlen, deren Höhe mit dem Verlag zu vereinbaren ist.

© Springer-Verlag Berlin Heidelberg 1974, 1980

Die Wiedergabe von Gebrauchsnamen, Handelsnamen, Warenbezeichnungen usw. in diesem Werk berechtigt auch ohne besondere Kennzeichnung nicht zu der Annahme, daß solche Namen im Sinne der Warenzeichen- und Markenschutz-Gesetzgebung als frei zu betrachten wären und daher von jedermann benutzt werden dürften.

Vorwort zur zweiten Auflage

In den fünf Jahren, die seit Fertigstellung der 1. Auflage der Fragensammlung zu den Themen Anaesthesiologie, Reanimation und Intensivbehandlung vergangen sind, ist die Entwicklung in diesem Fachgebiet nicht stehen geblieben. Die Gegenstandskataloge des Instituts für Medizinische und Pharmazeutische Prüfungsfragen (IMPP) wurden unter Anpassung an neuen Lehrstoff und unter Berücksichtigung bisher bei den schriftlichen Examina gemachten Erfahrungen fortgeschrieben. Dies waren Gründe genug, die inzwischen vergriffene 1. Auflage der Fragensammlung zu überarbeiten. Die Fragensammlung lehnt sich weitgehend an den neuesten Gegenstandskatalog GK 4 von 1979 mit seinen Kapiteln "Grundlagen der Anaesthesiologie" und "Akut lebensbedrohliche Zustände, Grundlagen der Intensivmedizin" an. Das Kapitel Wiederbelebung wurde herausgenommen, weil es dem GK 2 für den ersten Abschnitt der ärztlichen Prüfung zugehört. Die Fragentypen entsprechen den vom IMPP benutzten Aufgabentypen A bis F, so daß der Studierende nicht nur seinen Wissenstand überprüfen, sondern sich auch im Umgang mit den im schriftlichen Examen verwendeten "multiple-choice"-Fragen üben kann. Es sei jedoch darauf hingewiesen, daß die vorliegenden Fragen nicht mit denjenigen des IMPP identisch sein müssen. Außerdem wird das zu prüfende Stoffgebiet nicht lückenlos abgedeckt.

Leider konnte mein verehrter Mitherausgeber Rüdiger Beer an der Gestaltung der Neuauflage nicht mehr mitwirken. Er starb am 18. Februar 1975.
Allen Kolleginnen und Kollegen, die bei der vorliegenden Neuauflage mit ihrem Rat und der Konstruktion neuer Fragen geholfen haben, möchte ich an dieser Stelle meinen Dank sagen.

Zu Dank verpflichtet bin ich auch Frau Gudrun Schmalkoke für die Anfertigung des Manuskripts und die damit verbundene Organisationsarbeit.

Schließlich sei dem Verlag für seine Geduld in Erwartung der seit langem erbetenen Neuauflage gedankt.

Osnabrück, im März 1980   Hermann Kreuscher

In der vorliegenden Fragensammlung wurden die Ideen,
Vorschläge und Entwürfe folgender Autoren verwendet:

K. Bonhoeffer
H. Burchardi
W. Dick
R. Dudziak
H.-J. Eberlein
J. Eichler
K. Eyrich
M. Halmagyi
K. Horatz
O. Just
E. Kirchner
H. Kreuscher
E. Kolb
H. L'Allemand ✝

P. Lawin
H. Lutz
H. Nolte
H. Oehmig
J. Pichlmayr
P. Rittmeyer
E. Rügheimer
K.L. Scholler
R. Schorer
J. Stoffregen
J. Wawersik
K.H. Weis
M. Zindler

Inhaltsverzeichnis

Hinweise für die Benutzung der Fragensammlung VII

1. Grundlagen der Anaesthesiologie 1
1.1. Pränarkotische Voruntersuchung und Vorbereitung 1
1.2. Prämedikation 8
1.3. Allgemeinanaesthesie 11
1.4. Regionalanaesthesie 52
1.5. Unmittelbar postoperative Versorgung 59
1.6. Prä-, intra- und postoperative Flüssigkeits- und Volumentherapie 62
1.7. Gefahren und Komplikationen der Allgemein- und Regionalanaesthesie 65

2. Akut lebensbedrohliche Zustände, Grundlagen der Intensivmedizin 80
2.1. Respiratorische Insuffizienz 80
2.1.1. Ursachen und Störfaktoren 80
2.1.2. Klinische Leitsymptome, Sofortdiagnostik, erweiterte Diagnostik 82
2.1.3. Grundzüge der Therapie 88
2.2. Kardiozirkulatorische Insuffizienz 96
2.2.1. Ursachen, Pathophysiologie 96
2.2.2. Klinische Leitsymptome, Sofortdiagnostik, erweiterte Diagnostik 98
2.2.3. Grundzüge der Therapie 101
2.3. Störungen des Wasser-, Elektrolyt- und Säure-Basen-Haushalts 108
2.3.1. Ursachen 108
2.3.2. Sofortdiagnostik, erweiterte Diagnostik 110
2.3.3. Therapieprinzipien 110
2.4. Parenterale und Sondenernährung 112
2.5. Komata und Vergiftungen, endokrine und metabolische Krisen 113
2.6. Maßnahmen bei besonderen Erkrankungen 115

Antwortenschlüssel 119

Anhang
Fragen des Instituts für Medizinische und
Pharmazeutische Prüfungsfragen (IMPP)
in Mainz 123

Antwortenschlüssel zu den Fragen des IMPP ... 133

Ausklapptafel

Hinweise zur Benutzung der Fragensammlung*

Für die schriftlichen Prüfungen während der medizinischen Staatsexamina werden vom Institut für Medizinische und Pharmazeutische Prüfungsfragen (IMPP) Auswahlfragen verschiedener Konstruktionsart vorbereitet. Insgesamt stehen 8 Fragentypen zur Verfügung. Die Lösung besteht immer aus einem der Buchstaben A - E. Die richtigen Lösungen der in dieser Sammlung verwendeten Fragen sind im Anhang verzeichnet. Lfd. Nummer, Bezugsnummer des GK 4 und Typ der Frage sind jeweils dem Text vorangestellt.

Aufgabentyp A: Einfachauswahl

Beispiel: Typ A 1

Welche Aussage trifft zu?
Eine Überdosierung von Stickoxydul führt zu Veränderungen im Gewebe des zentralen Nervensystems, ähnlich wie bei:

A. Alkohol-Vergiftung

B. Chloroform-Vergiftung

C. Kalium-Vergiftung

D. Barbiturat-Vergiftung

E. Anoxie

Beispiel Typ A 2

Welche Aussage trifft nicht zu?
Bei Myasthenia gravis können folgende Anaesthesiemittel verwendet werden:

A. Halothan

B. Curare

C. Lokalanaesthetica

D. Hexobarbital

E. Stickoxydul

*siehe auch Ausklapptafel am Schluß des Buches

Beispiel: Typ A 3

Welche Aussage trifft zu?
Die häufigste Ursache von Atemstörungen bei Unfallverletzten ist:

A. eine Verlegung der oberen Luftwege
B. eine Verlegung der tiefen Luftwege
C. ein zentraler Atemstillstand
D. eine Verletzung der Thoraxwand
E. eine Verletzung der Lunge

Erläuterungen

Bei diesem Fragentyp folgen auf eine Frage oder unvollständige Aussage fünf mit A bis E gekennzeichnete Antworten oder Ergänzungen.

Von diesen Antworten soll eine einzige ausgewählt werden, und zwar:

entweder die einzig richtige (Typ A 1). Im Beispiel: Lösung E
oder die einzig falsche (Typ A 2). Im Beispiel: Lösung B
oder die beste von mehreren möglichen (Typ A 3). Im Beispiel: Lösung A

Aufgabentyp B: Aufgabengruppe mit gemeinsamem Antwortangebot - Zuordnung

Beispiel:

Jedem der in Liste 1 genannten Krankheitszuständen sind die hierbei kontraindizierten Medikamente der Liste 2 zuzuordnen.

Bei welchen Krankheitszuständen (Liste 1) sind die Pharmaka der Liste 2 kontraindiziert?

Liste 1   Liste 2

1 Asthma bronchiale   A. Atropin
2 Coronarinsuffizienz   B. Curare
3 Glaukom   C. Propanidid

4 Hyperkaliämie   D. Succinylcholin

5 Myasthenia gravis   E. Thiopental

Lösung: 1 E; 2 C; 3 A; 4 D; 5 B

Erläuterungen:

Dieser Fragentyp besteht aus:

a) einer Liste mit numerierten Begriffen, Fragen oder Aussagen (Liste 1 = Aufgabengruppe) und

b) einer Liste mit 5 durch die Buchstaben A bis E gekennzeichneten Antwortmöglichkeiten (Liste 2).

Sie sollen zu jeder numerierten Aufgabe der Liste 1 aus der Liste 2 die eine Antwort A bis E auswählen, die Sie für zutreffend halten oder von der Sie meinen, daß sie im engsten Zusammenhang mit dieser Aufgabe steht. Beachten Sie bitte, daß eine Antwort aus Liste 2 auch für mehrere Aufgaben aus Liste 1 die richtige Lösung bilden kann.

Aufgabentyp C: Kausale Verknüpfung

Bei diesem Aufgabentyp werden zwei Aussagen durch Beziehungsworte (z.B. "weil" oder "denn") kausal verknüpft. Der erste Teil der Frage ist eine Feststellung, die mit dem zweiten Teil der Frage begründet wird. Prüfen Sie zunächst, ob Aussage 1 richtig oder falsch ist; prüfen Sie dann, ob Aussage 2 richtig oder falsch ist. Wenn beide Aussagen richtig sind, müssen Sie noch prüfen, ob die kausale Verknüpfung beider Aussagen richtig oder falsch ist. Wenn Sie die drei Teile der Frage geprüft haben, sehen Sie in die nachfolgende Tabelle:

Antwort	Aussage 1	Aussage 2	Verknüpfung
A	richtig	richtig	richtig
B	richtig	richtig	falsch
C	richtig	falsch	-
D	falsch	richtig	-
E	falsch	falsch	-

Beispiel:

Zur Behandlung der durch Halothan induzierten Blutdrucksenkung ist eine Noradrenalininfusion zweckmäßig,

<u>weil</u>

die Blutdrucksenkung in der Halothannarkose mit einer negativ-inotropen Wirkung am Herzen verbunden ist.

Bei dieser Aufgabe ist die Aussage 1 falsch, und die Aussage 2 richtig. Eine Überprüfung der kausalen Verknüpfung entfällt somit.

Die richtige Antwort lautet: D.

<u>Aufgabentyp D: Aussagenkombination</u>

Zu einer Frage oder Behauptung werden vier Antworten bzw. Begründungen angeboten, von denen mehrere richtig sind. Die richtige Kombination von Antworten ist mit einem Buchstaben entsprechend dem folgenden Schlüssel zu bezeichnen:

A. Keine Aussage trifft zu

B. Nur 1 und 3 sind richtig

C. Nur 2 und 3 sind richtig

D. Nur 1, 3 und 4 sind richtig

E. Alle Aussagen sind richtig

Beispiel:

Das Elektroencephalogramm (EEG), während einer Narkose abgeleitet, ist geeignet zur

1) Beurteilung der Narkosetiefe

2) Erkennung der verwendeten Narkosemittel

3) Erkennung ausreichender Sauerstoffversorgung

4) Beurteilung ausreichender Hirndurchblutung

Lösung: D.

Aufgabentyp F: Aufgabengruppe mit Fallbeschreibung

Bei diesem Aufgabentyp folgt auf eine Fallbeschreibung eine Reihe von Aufgaben. Bei jeder Aufgabe ist die Lösung aus den fünf angebotenen Antworten A bis E auszuwählen. Im nachfolgenden Beispiel entspricht die Aufgabenform dem Typ A. Es können jedoch auch andere Aufgabentypen, ggf. unter Verwendung von Bildmaterial, im Anschluß an eine Fallbeschreibung folgen. Wesentlich ist, daß Sie bei der Bearbeitung mehrerer Aufgaben bei demselben "Fall" bleiben.

Die Zahl der Aufgaben, die sich an eine Fallbeschreibung anschließen können, ist nicht fixiert. Es wird jedoch eindeutig gekennzeichnet, welche Aufgaben sich jeweils auf eine Fallbeschreibung beziehen, indem wie im vorstehenden Beispiel der Fallbeschreibung folgender Text vorangestellt wird:

"Die folgenden Angaben beziehen sich auf die Aufgabe Nr. XX bis YY".

Beispiel:

Ein 50jähriger Mann wurde von einem starken zusammenschnürenden Schmerz in der linken vorderen Brustseite aus dem Schlaf gerissen. Der Schmerz strahlt in den linken Arm aus und ließ auch, nachdem der Patient in Abständen von je 5 Minuten 10 Nitroglycerintabletten genommen hatte, kaum nach.

Befunde:
Kalter Schweiß, Blutdruck 100/80 mmHg; Puls 100/min, regelmäßig.
Feuchte Rasselgeräusche über den unteren Lungenpartien, leise Herztöne, kleine Geräusche oder Arrhythmien, periphere Pulse alle tastbar.

1. Die wahrscheinlichste Diagnose ist:

A. Angina pectoris

B. Aneurysma dissecans der Aorta

C. Akute Lungenembolie

D. Akuter Myokardinfarkt

E. Akute Perikarditis

2. Welche der folgenden Maßnahmen ist am besten geeignet, die Diagnose zu sichern?

A. Bestimmung der Serum-LDH

B. Messung des Zentralvenendrucks

C. Hämatokritbestimmung

D. Lungenübersichtsaufnahme

E. EKG

3. Welcher der folgenden Enzym-Serumspiegel ist bei diesen Patienten kurz nach dem akuten Ereignis meist erhöht?

A. Alkalische Phosphatase

B. SGOT

C. Saure Phosphatase

D. Amylase

E. CPK (Kreatinphosphokinase)

Lösung: 1 D; 2 E; 3 E.

1. Grundlagen der Anaesthesiologie

1.1 Pränarkotische Voruntersuchungen und Vorbereitung

1.001　　　　6.1.1　　　　Fragentyp D

Welche der aufgeführten Erkrankungen werden häufig mit Corticosteroiden behandelt und können durch diese Dauermedikation ein erhöhtes Narkoserisiko hervorrufen?

1) Colitis ulcerosa
2) Cushing-Syndrom
3) Asthma bronchiale
4) Polyarthritis rheumatica

Wählen Sie bitte die zutreffende Aussagenkombination.

A. Keine Aussage trifft zu
B. Nur 1 und 3 sind richtig
C. Nur 2 und 3 sind richtig
D. Nur 1, 3 und 4 sind richtig
E. Alle Aussagen sind richtig

1.002　　　　6.1.1　　　　Fragentyp A1

Wie lange muß die letzte Nahrungsaufnahme vor einer Narkose zurückliegen?

A. Eine halbe Stunde
B. 6 Stunden
C. 12 Stunden
D. 24 Stunden
E. Keine Nahrungskarenz erforderlich

1.003   6.1.1   Fragentyp D

Aufgrund welcher Befunde muß bei einem Diabetes mellitus eine planmäßige Operation bis zur Korrektur der Veränderungen aufgeschoben werden?

1) Kussmaulsche Atmung
2) Blutzuckerwert über 200 mg%
3) Ketonurie
4) Hypoglykämische Tendenz im Tagesprofil vor der Operation

Wählen Sie bitte die zutreffende Aussagenkombination.

A. Keine Aussage trifft zu
B. Nur 1 und 3 sind richtig
C. Nur 2 und 3 sind richtig
D. Nur 1, 3 und 4 sind richtig
E. Alle Aussagen sind richtig

1.004   6.1.1   Fragentyp A2

Eine groborientierende Untersuchung und Befragung eines ambulanten Patienten vor Durchführung einer Narkose muß u.a. folgende Informationen bringen:

A. Stoffwechselstörungen, z.B. Diabetes mellitus
B. Hypertonie
C. Herzinsuffizienz
D. Termin der letzten Menstruation
E. Zeit der letzten Nahrungsaufnahme

1.005   6.1.1   Fragentyp D

Zur routinemäßigen Prämedikation eignen sich folgende Medikamente:

1) Neuroleptica
2) Barbiturate
3) Belladonna-Präparate
4) Analgetica

Wählen Sie bitte die zutreffende Aussagenkombination.

A. Keine Aussage trifft zu
B. Nur 1 und 3 sind richtig
C. Nur 2 und 3 sind richtig
D. Nur 1, 3 und 4 sind richtig
E. Alle Aussagen sind richtig

1.006   6.1.1   Fragentyp D

Für die Beurteilung der Narkosefähigkeit eines polytraumatisierten Patienten ist von Bedeutung

1) die Höhe und Amplitude des arteriellen Blutdrucks
2) Zeitspanne zwischen Unfallereignis und Aufnahme in die Klinik
3) der zentrale Venendruck
4) die Herzfrequenz

Wählen Sie bitte die zutreffende Aussagenkombination.

A. Keine Aussage trifft zu
B. Nur 1 und 3 sind richtig
C. Nur 2 und 3 sind richtig
D. Nur 1, 3 und 4 sind richtig
E. Alle Aussagen sind richtig

1.007   6.1.1   Fragentyp A1

Welche der nachfolgend genannten Krankheiten bedingen keine Erhöhung des Narkoserisikos:

A. Vorbehandelte essentielle Hypertonie
B. Chronische obstruktive Bronchitis
C. Myokardinfarkt der weniger als 1 Jahr zurückliegt
D. Peripherer Rundherd der Lunge
E. Juveniler Diabetes mellitus

1.008   6.1.1   Fragentyp D

Der geriatrische Patient ist hinsichtlich einer Narkose gefährdet

1) durch sein hohes Alter
2) durch einen latenten Volumenmangel
3) durch eingeschränkte Lungenfunktion
4) durch eine allgemeine Osteoporose

Wählen Sie bitte die zutreffende Aussagenkombination.

A. Keine Aussage trifft zu
B. Nur 1 und 3 sind richtig
C. Nur 2 und 3 sind richtig
D. Nur 1, 3 und 4 sind richtig
E. Alle Aussagen sind richtig

1.009   6.1.1   Fragentyp D

Welche der genannten Störungen sind bei einem Patienten zu erwarten, der wegen einer Magenausgangsstenose operiert werden soll und präoperativ tagelang erbrochen hat?

1) Metabolische Alkalose
2) Erniedrigter Hämatokritwert
3) Hypokaliämie
4) Hypovolämie

Wählen Sie bitte die zutreffende Aussagenkombination.

A. Keine Aussage trifft zu
B. Nur 1 und 3 sind richtig
C. Nur 2 und 3 sind richtig
D. Nur 1, 3 und 4 sind richtig
E. Alle Aussagen sind richtig

1.010	6.1.1	Fragentyp A1

Welche Dauer der Nahrungskarenz muß vor einer rückenmarksnahen Regional-Anaesthesie gefordert werden?

A. Keine
B. 2 Stunden
C. 4 Stunden
D. 6 Stunden
E. 8 Stunden

1.011	6.1.1	Fragentyp A1

Welches ist die wirksamste prä- und postoperative Behandlung obstruktiver Lungenerkrankungen?

A. Atmung mit Totraumvergrößerern
B. Beatmungsinhalation
C. Aerosoltherapie
D. Antibiotica
E. Atemgymnastik

1.012	6.1.1	Fragentyp D

Welche präoperative Dauermedikation kann einen unerwünschten Einfluß auf den Narkoseverlauf haben?

1) Corticoide
2) Orale Antidiabetica
3) Monoaminooxidase-Hemmer
4) Antihypertensiva

Wählen Sie bitte die zutreffende Aussagenkombination.

A. Keine Aussage trifft zu
B. Nur 1 und 3 sind richtig
C. Nur 2 und 3 sind richtig
D. Nur 1, 3 und 4 sind richtig
E. Alle Aussagen sind richtig

1.013   6.1.1   Fragentyp D

Welche der nachfolgend genannten Pharmaka sind bei der Ausflußbahnstenose des linken Ventrikels (idiopathische hypertrophische Subaortenstenose) kontraindiziert?

1) Digitalis-Alkaloide
2) Adrenalin
3) Isoprenalin (Alupent)
4) Atropin

Wählen Sie bitte die zutreffende Aussagenkombination.

A. Keine Aussage trifft zu
B. Nur 1 und 3 sind richtig
C. Nur 2 und 3 sind richtig
D. Nur 1, 3 und 4 sind richtig
E. Alle Aussagen sind richtig

1.014   6.1.1   Fragentyp D

Als vorbereitende Maßnahme zur Operation bei einem Patienten mit Diabetes mellitus, der mit Tolbutamid (Rastinon) gut eingestellt ist, soll

1) die orale Rastinon-Medikation abgesetzt werden
2) Rastinon i.v. gegeben werden
3) weitere Kohlenhydrate (Glucose, Lävulose) intravenös zugeführt werden
4) die Zufuhr von Kohlenhydraten eingestellt werden

Wählen Sie bitte die zutreffende Aussagenkombination.

A. Keine Aussage trifft zu
B. Nur 1 und 3 sind richtig
C. Nur 2 und 3 sind richtig
D. Nur 1, 3 und 4 sind richtig
E. Alle Aussagen sind richtig

1.015   6.1.1   Fragentyp D

Bei einem Diabetiker, der mit morgens 36 E und abends
24 E Depot-Insulin eingestellt ist, soll am Morgen des
Operationstages

1) präoperativ 18 E Depot-Insulin verabreicht werden
2) auf Rastinon umgestellt werden
3) eine Glucoseinfusion angelegt werden
4) der Nüchtern-Blutzuckerwert bestimmt werden

Wählen Sie bitte die zutreffende Aussagenkombination.

A. Keine Aussage trifft zu
B. Nur 1 und 3 sind richtig
C. Nur 2 und 3 sind richtig
D. Nur 1, 3 und 4 sind richtig
E. Alle Aussagen sind richtig

1.016   6.1.1   Fragentyp D

Beim Cushing-Syndrom führt die pathologische erhöhte
Cortisol-Produktion zu Störungen, die bei der präoperativen Vorbereitung und während der Narkose beachtet
bzw. behandelt werden müssen:

1) Steroid-Diabetes
2) Hypertonie
3) Hypokaliämie
4) Hypernatriämie

Wählen Sie bitte die zutreffende Aussagenkombination.

A. Keine Aussage trifft zu
B. Nur 1 und 3 sind richtig
C. Nur 2 und 3 sind richtig
D. Nur 1, 3 und 4 sind richtig
E. Alle Aussagen sind richtig

1.2 Prämedikation

1.017 6.1.2 Fragentyp D

Folgende Wirkungen des Atropins sind bei der Narkoseprämedikation erwünscht:

1) Vermeidung von Bradykardien
2) Senkung des Augeninnendrucks
3) Sekretionshemmung in den Atemwegen
4) Senkung des Tonus der Bronchialmuskulatur

Wählen Sie bitte die zutreffende Aussagenkombination.

A. Keine Aussage trifft zu
B. Nur 1 und 3 sind richtig
C. Nur 2 und 3 sind richtig
D. Nur 1, 3 und 4 sind richtig
E. Alle Aussagen sind richtig

1.018 6.1.2 Fragentyp D

Welches ist der Zweck der Narkoseprämedikation?

1) Einschränkung der Speichel- und Bronchialsekretion
2) Sedierung
3) Dämpfung des vegetativen Nervensystems
4) Analgesie

Wählen Sie bitte die zutreffende Aussagenkombination.

A. Keine Aussage trifft zu
B. Nur 1 und 3 sind richtig
C. Nur 2 und 3 sind richtig
D. Nur 1, 3 und 4 sind richtig
E. Alle Aussagen sind richtig

1.019 1.022
1.020 1.023
1.021   6.1.2   Fragentyp B

Ordnen Sie die überwiegenden Wirkungseigenschaften der
Liste 1 den entsprechenden Pharmaka der Liste 2 zu.

Liste 1   Liste 2

1.019 Sedierung   A. Atropin
1.020 Analgesie   B. Dimenhydrinat (Vomex)
1.021 Parasympathicolyse   C. Pentazozin
1.022 Antiemetische Wirkung   D. Meclastinum (Tavegil)
1.023 Antihistamin-Wirkung   E. Barbiturat

1.024   6.1.2   Fragentyp A1

Postnarkotisches Erbrechen tritt häufig auf nach Gabe von

A. Halothan
B. Äther
C. Lachgas
D. Pentothal
E. Methohexital

1.025   6.1.2   Fragentyp D

Welche pharmakologischen Stoffgruppen sind für die
Narkoseprämedikation geeignet?

1) Tranquilizer
2) Ganglienblocker
3) Neuroleptica
4) Phenotiazine

Wählen Sie bitte die zutreffende Aussagenkombination.

A. Keine Aussage trifft zu
B. Nur 1 und 3 sind richtig
C. Nur 2 und 3 sind richtig
D. Nur 1, 3 und 4 sind richtig
E. Alle Aussagen sind richtig

1.026   6.1.2   Fragentyp A1

Um wieviel Prozent reduzieren Sie die Normaldosis für intramusculäre Applikation eines morphinartig wirksamen Analgeticums, wenn die Applikation intravenös erfolgen soll?

A. 10%
B. 25%
C. 50%
D. 75%
E. Keine Dosisreduktion erforderlich

1.027   6.1.2   Fragentyp A1

Welcher Befund zeigt eindeutig einen präoperativen Blutvolumenmangel auf?

A. Trockene Zunge
B. Erniedrigter zentraler Venendruck
C. Gestaute Venen
D. Hb-Wert von 7 g%
E. Systolischer Blutdruck 90 mmHg

1.028   6.1.2   Fragentyp D

Welche der nachfolgend genannten Pharmaka sollten zur Sedierung alter Patienten mit Cerebralsklerose vermieden werden?

1) Barbiturate
2) Diazepam (Valium)
3) Scopolamin
4) Promethazin (Atosil)

Wählen Sie bitte die zutreffende Aussagenkombination.

A. Keine Aussage trifft zu
B. Nur 1 und 3 sind richtig
C. Nur 2 und 3 sind richtig
D. Nur 1, 3 und 4 sind richtig
E. Alle Aussagen sind richtig

1.029   6.1.2   Fragentyp C

Bei Anwendung von Morphin oder morphinähnlichen Analgetica ist bei Patienten mit Cor pulmonale besondere Vorsicht geboten,

weil

bei diesen Patienten die atemdepressorische Wirkung dieser Pharmaka verstärkt in Erscheinung treten kann.

1.030   6.1.2   Fragentyp A2

Welche Aussage trifft nicht zu?
Eine Überdosierung von Opiaten führt

A. zu Erbrechen
B. zur Atemlähmung
C. zur Pupillenverengung
D. zur Dämpfung der Darmmotalität
E. zu Krämpfen

1.3 Allgemeinanaesthesie

1.031   1.034
1.032   1.035
1.033   6.1.3   Fragentyp B

Bei welchen Krankheitszuständen der Liste 1 sollen die Pharmaka der Liste 2 vermieden werden?

Liste 1   Liste 2

1.031 Myasthenia gravis   A. Barbiturat

1.032 Floride Hepatitis   B. Halothan

1.033 Porphyrie   C. Curare

1.034 Hyperkaliämie   D. Gallamin

1.035 Nierenversagen   E. Succinylcholin

1.036　　　　　　6.1.3　　　　　　Fragentyp A1

Welcher Methode der Schmerzausschaltung ist für eine
Prostatektomie der Vorzug zu geben, wenn eine schwere
chronische obstruktive Emphysembronchitis mit Dyspnoe
vorliegt?

A. Intravenöse Narkose

B. Intubationsnarkose mit positiv-negativer Druckbeatmung

C. Spinal- oder Periduralanaesthesie

D. Rectale Avertinnarkose

E. Neuroleptanalgesie mit Spontanatmung

1.037　　　　　　6.1.3　　　　　　Fragentyp D

Welche Aussagen treffen zu?
Voraussetzungen für eine Operation am offenen Herzen
unter Verwendung einer Herz-Lungen-Maschine sind:

1) Heparinisierung des Patientenblutes
2) Seitenlagerung des Patienten
3) Möglichkeit zur intraoperativen arteriellen
und venösen Druckmessung
4) kontrollierte Beatmung des Patienten

Wählen Sie bitte die zutreffende Aussagenkombination.

A. Keine Aussage trifft zu

B. Nur 1 und 3 sind richtig

C. Nur 2 und 3 sind richtig

D. Nur 1, 3 und 4 sind richtig

E. Alle Aussagen sind richtig

1.038　　　　　　6.1.3　　　　　　Fragentyp A1

Für intracranielle Eingriffe sind bei der Wahl des Nar-
kosemittels deren Eigenschaften im Hinblick auf folgende Besonderheiten zu beachten:

A. lange Dauer des Eingriffs

B. Lagerung des Patienten

C. intrakranieller Druck
D. schlechter Allgemeinzustand des Kranken
E. Notwendigkeit künstlicher Beatmung

1.039   6.1.3   Fragentyp A1

Nach einer Barbituratnarkose ist die Fahrtüchtigkeit wiederhergestellt, wenn

A. der Patient wach und voll ansprechbar ist
B. der Patient stehen und gehen kann
C. kein Blickrichtungsnystagmus nachweisbar ist
D. 24 Stunden vergangen sind
E. die Barbituratwirkung mit Bemegrid antagonisiert wurde

1.040 1.043
1.041 1.044
1.042   6.1.3   Fragentyp B

Bei welchen Krankheitszuständen (Liste 1) sind die in Liste 2 genannten Anaesthetica kontraindiziert?

Liste 1   Liste 2

1.040 Arterielle Hypertonie   A. Halothan
1.041 Porphyrie   B. Regionalanaesthesie
1.042 M. Parkinson   C. Barbiturate
1.043 Leberparenchymschaden   D. Ketanest
1.044 Demenz (senile)   E. Dehydrobenzperidol

1.045   6.1.3   Fragentyp C

Bei Herzinsuffizienz besteht eine verlängerte Aufnahmezeit für Inhalationsnarkotica,

weil

die arterielle Sauerstoffsättigung vermindert ist.

1.046   6.1.3   Fragentyp D

Die Konzentration eines intravenösen Narkoticums im Blut und die Geschwindigkeit mit der es die cerebralen Zentren erreicht, ist bei einer chronischen Herzinsuffizienz vermindert durch

1) verlängerte Kreislaufzeit
2) Untersättigung des arteriellen Blutes
3) Zunahme des zentralen Blutvolumens
4) erhöhten zentralvenösen Druck

Wählen Sie bitte die zutreffende Aussagenkombination.

A. Keine Aussage trifft zu
B. Nur 1 und 3 sind richtig
C. Nur 2 und 3 sind richtig
D. Nur 1, 3 und 4 sind richtig
E. Alle Aussagen sind richtig

1.047   6.1.3   Fragentyp D

Bei welchen Krankheiten ist Ketamine (Ketanest) relativ kontraindiziert?

1) Hypertonie über 180 mmHg systolisch
2) Niereninsuffizienz
3) Hydrocephalus
4) Schlaganfall in der Anamnese

Wählen Sie bitte die zutreffende Aussagenkombination.

A. Keine Aussage trifft zu
B. Nur 1 und 3 sind richtig
C. Nur 2 und 3 sind richtig
D. Nur 1, 3 und 4 sind richtig
E. Alle Aussagen sind richtig

1.048   6.1.3   Fragentyp D

Wegen der vergleichsweise geringsten negativ-inotropen Wirkung sind bei einer manifesten Herzinsuffizienz mit Lebervergrößerung, Cyanose und peripheren Ödemen folgende Narkosemittel vorzuziehen:

1) Halothan
2) Fentanyl
3) Stickoxydul
4) Thiopental

Wählen Sie bitte die zutreffende Aussagenkombination.

A. Keine Aussage trifft zu
B. Nur 1 und 3 sind richtig
C. Nur 2 und 3 sind richtig
D. Nur 1, 3 und 4 sind richtig
E. Alle Aussagen sind richtig

1.049   6.1.3   Fragentyp D

Bei welchen Narkosemitteln besteht die Gefahr von Kammerflimmern bei der Gabe einer größeren Menge von Adrenalin zur Minderung der Blutung im Operationsfeld?

1) Methoxyfluran
2) Cyclopropan
3) Halothan
4) Neuroleptanaesthesie

Wählen Sie bitte die zutreffende Aussagenkombination.

A. Keine Aussage trifft zu
B. Nur 1 und 3 sind richtig
C. Nur 2 und 3 sind richtig
D. Nur 1, 3 und 4 sind richtig
E. Alle Aussagen sind richtig

1.050   6.1.3   Fragentyp A1

Welches der nachfolgend genannten Narkosemittel hat
praktisch keinen Einfluß auf die zentrale Atemsteuerung?

A. Ketamin (Ketanest)
B. Ethrane
C. Halothan
D. Fentanyl
E. Barbiturate

1.051   6.1.3   Fragentyp D

Welche Narkosemittel sind für eine Allgemeinnarkose bei
einem Patienten mit schwerem Asthma bronchiale zu
empfehlen?

1) Halothan
2) Barbiturate
3) Ketamin (Ketanest)
4) Cyclopropan

Wählen Sie bitte die zutreffende Aussagenkombination.

A. Keine Aussage trifft zu
B. Nur 1 und 3 sind richtig
C. Nur 2 und 3 sind richtig
D. Nur 1, 3 und 4 sind richtig
E. Alle Aussagen sind richtig

1.052   6.1.3   Fragentyp A1

Welche Anaesthesiemethoden bzw. -verfahren sind bei
einem Leberparenchymschaden mit erhöhten Transaminase-
werten zu vermeiden?

A. Halothan
B. Neuroleptanaesthesie
C. Gammahydroxibuttersäure (Samsonit)
D. Spinalanaesthesie
E. Ketamin

1.053   6.1.3   Fragentyp D

Welche Mittel bzw. Anaesthesieverfahren sind bei üblicher Dosierung und Technik bei hochgradiger Niereninsuffizienz kontraindiziert, da sie vorwiegend durch die Niere ausgeschieden werden oder nierentoxisch sein können?

1) Gallamin (Flaxedil)
2) Spinal- oder Epiduralanaesthesie
3) Luminal
4) Methoxyfluran

Wählen Sie bitte die zutreffende Aussagenkombination.

A. Keine Aussage trifft zu
B. Nur 1 und 3 sind richtig
C. Nur 2 und 3 sind richtig
D. Nur 1, 3 und 4 sind richtig
E. Alle Aussagen sind richtig

1.054   6.1.3   Fragentyp D

Welche Narkosemittel sind bei erhöhtem intrakraniellen Druck zu vermeiden?

1) Methoxyfluran
2) Ketamin
3) Halothan
4) Neuroleptanaesthesie

Wählen Sie bitte die zutreffende Aussagenkombination.

A. Keine Aussage trifft zu
B. Nur 1 und 3 sind richtig
C. Nur 2 und 3 sind richtig
D. Nur 1, 3 und 4 sind richtig
E. Alle Aussagen sind richtig

1.055   6.1.3   Fragentyp D

Wodurch wird eine verstärkte Wirkung von Narkosemitteln bei kachektischen Patienten bewirkt, so daß die Dosis erheblich vermindert werden muß?

1) Vermindertes Blutvolumen
2) Erhöhter Hämatokritwert
3) Verminderte Eiweißbindung
4) Vermindertes extracelluläres Volumen

Wählen Sie bitte die zutreffende Aussagenkombination.

A. Keine Aussage trifft zu
B. Nur 1 und 3 sind richtig
C. Nur 2 und 3 sind richtig
D. Nur 1, 3 und 4 sind richtig
E. Alle Aussagen sind richtig

1.056   6.1.3   Fragentyp D

Eine Überdosierung von Barbituraten führt

1) zur Allergie
2) zur Atemdepression
3) zur Kreislaufdepression
4) zur Pupillenverengung

Wählen Sie bitte die zutreffende Aussagenkombination.

A. Keine Aussage trifft zu
B. Nur 1 und 3 sind richtig
C. Nur 2 und 3 sind richtig
D. Nur 1, 3 und 4 sind richtig
E. Alle Aussagen sind richtig

1.057   6.1.3   Fragentyp A1

Wie lange dauert die maximale Wirkung von Fentanyl nach intravenöser Applikation?

A. 20 - 20 Minuten
B. 45 - 60 Minuten
C. 1 - 2 Stunden
D. 2 - 4 Stunden
E. 6 Stunden

1.058	6.1.3	Fragentyp A1

Welche Aussage trifft zu?
Die Wirkungsdauer von Dehydrobenzperidol beträgt

A. 20 - 30 Minuten
B. 45 - 60 Minuten
C. 2 - 4 Stunden
D. 5 - 6 Stunden
E. bis zu 36 Stunden

1.059	6.1.3	Fragentyp A1

Die minimale anaesthestische Alveolarkonzentration (MAC) eines Inhalationsnarkoticums ist die Konzentration, bei der

A. 50% der untersuchten Personen keine Abwehrreaktion auf einen Schmerzreiz haben
B. innerhalb 5 Minuten das sog. Toleranzstadium erreicht wird
C. auf die Ableitung bzw. Filterung der Exspirationsluft des Patienten verzichtet werden kann
D. auch brennbare Dämpfe (Äther) oder Gase (Xyclopropan) nicht entflammbar sind
E. Keine der genannten Aussagen trifft zu

1.060   6.1.3   Fragentyp A2

Welche Aussage trifft nicht zu?
Die Wirkung von Ketamin zeichnet sich durch folgende
Eigenschaften aus:

A. Analgesie
B. Amnesie
C. ausreichende Spontanatmung
D. Anstieg des arteriellen Blutdrucks
E. Muskelrelaxation

1.061   6.1.3   Fragentyp C

Thiobarbiturate haben eine kürzere narkotische Wirkungsdauer als N-methylierte Barbiturate,

weil

die Biotransformationsrate der Thiobarbiturate höher
ist als die der N-methylierten Barbiturate.

1.062   6.1.3   Fragentyp C

Dehydrobenzperidol hat neben seiner neuroleptischen
Wirkung auch einen starken α-Receptor-stimulierenden
Effekt,

deshalb

kann Dehydrobenzperidol auch zur Erweiterung der peripheren Strombahn bei Kreislaufzentralisation verwendet
werden.

1.063   6.1.3   Fragentyp A2

Welche Aussage trifft nicht zu?
Diazepam hat folgende Wirkungen und Nebenwirkungen:

A. Nach großen Dosen extrapyramidale Störungen
B. Senkung des Skelettmuskeltonus
C. Starke negativ inotrope Wirkung auf das Myokard
D. Es treten gelegentlich paradoxe Wirkungen (Unruhe)
   auf
E. Es ist ein wirksames Antikonvulsivum

1.064	1.067		
1.065	1.068		
1.066		6.1.3	Fragentyp B

Ordnen Sie jedem der in Liste 1 genannten Pharmaka die charakteristischen Eigenschaften der Liste 2 zu.

Liste 1

1.064 Ketamin
1.065 Propanidid
1.066 Diäthyläther
1.067 Thiopental
1.068 Methohexital

Liste 2

A. Schnelle hydrolytische Spaltung durch Esterasen

B. Über die Allgemeinanaesthesie hinausgehende starke analgetische Wirkung

C. Barbiturat zur i.v.-Narkose, das keine Excitationserscheinungen verursacht

D. Verursacht starke Schleimhautreizung und häufig postoperatives Erbrechen

E. Hat innerhalb seiner Gruppe die stärkste hypnotische Potenz

1.069	6.1.3	Fragentyp A1

Stickoxydul ist als Mononarkoticum nicht geeignet, weil zur Erzielung des Toleranzstadiums

A. eine Konzentration nötig wäre, die hepatotoxisch wirkt

B. die analgetische Potenz fehlt

C. eine konvulsiv wirkende Konzentration nötig wäre

D. zuviel des sehr kostspieligen Narkoticums benötigt würde

E. eine Konzentration nötig ist, die eine hinreichende Sauerstoffzufuhr nicht mehr zuläßt

1.070   6.1.3   Fragentyp D

Die kurze narkotische Wirkungsdauer einer Einschlafdosis
von 3 mg/kg KG von Thiopental beruht auf

1) Umverteilung im Organismus aus dem Zentralnervensystem
   ins Fettgewebe
2) Entgiftung durch die Leber
3) Bindung an Proteine
4) renaler Ausscheidung

Wählen Sie bitte die zutreffende Aussagenkombination.

A. Keine Aussage trifft zu
B. Nur 1 und 3 sind richtig
C. Nur 2 und 3 sind richtig
D. Nur 1, 3 und 4 sind richtig
E. Alle Aussagen sind richtig

1.071   1.074
1.072   1.075
1.073   6.1.3   Fragentyp B

Welche Nebenwirkungen der Liste 1 gehören zu den
Anaesthetica der Liste 2?

Liste 1

1.071 Steigerung der Erregbarkeit des Herzens gegenüber
      Catecholamin
1.072 Blutdruckanstieg
1.073 Steigerung des Brechreflexes
1.074 Postoperative extrapyramidale Symptome
1.075 Dilatation der Venolen

Liste 2

A. Ketamine
B. Barbiturate
C. Halothan
D. Dehydrobenzperidol
E. Fentanyl

1.076   6.1.3   Fragentyp D

Welche Gase können bei Zimmertemperatur verflüssigt werden:

1) CO_2
2) O_2
3) N_2O
4) Cyclopropan

Wählen Sie bitte die zutreffende Aussagenkombination.

A. Keine Aussage trifft zu
B. Nur 1 und 3 sind richtig
C. Nur 2 und 3 sind richtig
D. Nur 1, 3 und 4 sind richtig
E. Alle Aussagen sind richtig

1.077   6.1.3   Fragentyp C

Der durch Ketamin bedingte Blutdruckanstieg ist in jedem Fall ungefährlich,

weil

die Durchblutung des Herzmuskels unter der Wirkung von Ketamin zunimmt.

1.078   6.1.3   Fragentyp C

Ein nicht durch Volumenverlust bedingter Blutdruckabfall während einer Narkose mit Halothan soll nicht mit Catecholaminen behandelt werden,

weil

die Kombination von Halothan und Catecholaminen zu schweren Herzrhythmusstörungen führen kann.

1.079   6.1.3   Fragentyp A1

Welches der folgenden Anaesthesiemittel hat bei klinischer Dosierung die geringste negativ-inotrope Wirkung?

A. Morphin
B. Halothan
C. Barbiturate
D. Ketamin
E. Stickoxydul

1.080   6.1.3   Fragentyp D

Die derzeit am häufigsten verwendeten Inhalationsanaesthetica sind

1) Stickoxydul
2) Diäthyläther
3) Halothan
4) Chloräthyl

Wählen Sie bitte die zutreffende Aussagenkombination.

A. Keine Aussage trifft zu
B. Nur 1 und 3 sind richtig
C. Nur 2 und 3 sind richtig
D. Nur 1, 3 und 4 sind richtig
E. Alle Aussagen sind richtig

1.081   6.1.3   Fragentyp D

Welche Narkosemittel/Hypnotica eignen sich für die intramusculäre Anwendung?

1) Brevimytal (Methohexital)
2) Hypnomidate (Etomidate)
3) Ketanest (Ketamine)
4) Trapanal (Thiopental)

Wählen Sie bitte die zutreffende Aussagenkombination.

A. Keine Aussage trifft zu
B. Nur 1 und 3 sind richtig
C. Nur 2 und 3 sind richtig
D. Nur 1, 3 und 4 sind richtig
E. Alle Aussagen sind richtig

1.082   6.1.3   Fragentyp D

Die Wirkung von d-Tubocurarin kann verstärkt werden durch die gleichzeitige Anwendung von

1) Streptomycin
2) Hypothermie
3) Diäthyläther
4) Neomycin

Wählen Sie bitte die zutreffende Aussagenkombination.

A. Keine Aussage trifft zu
B. Nur 1 und 3 sind richtig
C. Nur 2 und 3 sind richtig
D. Nur 1, 3 und 4 sind richtig
E. Alle Aussagen sind richtig

1.083   6.1.3   Fragentyp A1

Muskelfasciculationen sind zu erwarten nach der intravenösen Injektion von

A. Pancuronium
B. Succinylcholin
C. Alloferin
D. d-Tubocurarin
E. Gallamin

1.084   6.1.3   Fragentyp A2

Welche Aussage trifft nicht zu?

Die folgenden Muskelrelaxantien lassen sich durch Neostigmin antagonisieren:

A. Pancuronium
B. Succinlycholin
C. d-Tubocurarin
D. Gallamin
E. Alloferin

1.085   6.1.3   Fragentyp A1

Welche der genannten Muskelgruppen reagiert am empfindlichsten auf Muskelrelaxantien?

A. Hals- und Nackenmuskeln
B. Bauchmuskeln
C. Armmuskeln
D. Intercostalmuskeln
E. Zwerchfell

1.086   6.1.3   Fragentyp A1

Welche Aussage trifft zu?
Gallamin hat bei normaler Dosierung folgende Eigenschaften:

A. Stimulation sympathischer Ganglien
B. diaplacentare Wirksamkeit
C. nicht antagonisierbar durch Neostigmin
D. hauptsächlicher Abbau in der Leber
E. Wirksamkeit durch einen Depolarisationsblock

1.087	6.1.3	Fragentyp C

Der zentralvenöse Druck bleibt während einer Anaesthesie durch die Gabe von nicht-depolarisierenden Relaxantien unbeeinflußt,

weil

Relaxantien von kompetitivem Typ keine Wirkung auf das Myokard haben.

1.088	6.1.3	Fragentyp A1

Welche Pharmaka sind bei erniedrigtem Pseudocholinesterasespiegel kontraindiziert, weil ihre Wirkung bedeutend verlängert ist:

A. Succinylcholin
B. Curare
C. Anticoagulantien
D. Lidocain
E. Alloferin

1.089	6.1.3	Fragentyp A2

Welche Aussage trifft nicht zu?
Der Spiegel der Plasma-Pseudocholinesterase kann erniedrigt sein,

A. congenital
B. bei fortgeschrittener Lebercirrhose
C. bei fortgeschrittenem Carcinom mit Hypalbuminämie
D. durch Vergiftung mit Insecticiden (Alkylphosphate, z.B. E 605)
E. beim Myasthenie gravis

1.090   6.1.3   Fragentyp D

Welche der nachfolgend genannten Narkosemittel und Muskelrelaxantien dürfen bei Myasthenia gravis nicht oder nur mit stark reduzierter Dosierung gegeben werden?

1) Succinylcholin
2) Curare
3) Alloferin
4) Pancuronium

Wählen Sie bitte die zutreffende Aussagenkombination.

A. Keine Aussage trifft zu
B. Nur 1 und 3 sind richtig
C. Nur 2 und 3 sind richtig
D. Nur 1, 3 und 4 sind richtig
E. Alle Aussagen sind richtig

1.091   6.1.3   Fragentyp D

Eine Restcurarisierung nach beendeter Narkose und Extubation erkennt man an folgenden Symptomen:

1) Schwäche der mimischen Muskulatur
2) weite Pupillen
3) ungezielte Bewegungen der Extremitäten
4) unzureichende Ausführung des Tiffeneau-Tests

Wählen Sie bitte die zutreffende Aussagenkombination.

A. Keine Aussage trifft zu
B. Nur 1 und 3 sind richtig
C. Nur 2 und 3 sind richtig
D. Nur 1, 3 und 4 sind richtig
E. Alle Aussagen sind richtig

1.092   6.1.3   Fragentyp C

d-Tubocurarin führt zu einer Blutdrucksenkung,

weil

d-Tubocurarin durch Ganglienblockade und Histaminfreisetzung eine Erniedrigung des Gesamtwiderstandes verursacht.

1.093 1.096
1.094
1.095   6.1.3   Fragentyp B

Welche Kriterien der Liste 1 gehören zu den jeweiligen Narkosesystemen der Liste 2?

Liste 1

1.093 Reservoir, teilweise Rückatmung

1.094 Reservoir, vollständige Rückatmung

1.095 Reservoir, keine Rückatmung

1.096 kein Reservoir, keine Rückatmung

Liste 2

A. Offenes System

B. Halboffenes Systems

C. Halbgeschlossenes System

D. Geschlossenes System

1.097   6.1.3   Fragentyp D

Welche Eigenschaften soll ein Narkosesystem für Kinder haben?

1) Kleiner Totraum
2) Geringer Gasverbrauch
3) In- und exspiratorischer Widerstand sollen gering sein
4) Der CO_2-Absorber soll weit vom Patienten entfernt sein

Wählen Sie bitte die zutreffende Aussagenkombination.

A. Keine Aussage trifft zu
B. Nur 1 und 3 sind richtig
C. Nur 2 und 3 sind richtig
D. Nur 1, 3 und 4 sind richtig
E. Alle Aussagen sind richtig

1.098   6.1.3   Fragentyp D

"Halbgeschlossene" Kreis-Systeme haben gegenüber "halboffenen Systemen" folgende Vorteile:

1) Der Gasverbrauch ist niedriger als beim "halboffenen" System
2) Der Atemwiderstand ist niedriger als beim "halboffenen" System
3) Die relative Feuchte ist höher als beim "halboffenen" System
4) Die Temperatur der Atemgase ist höher als beim "halboffenen" System

Wählen Sie bitte die zutreffende Aussagenkombination.

A. Keine Aussage trifft zu
B. Nur 1 und 3 sind richtig
C. Nur 2 und 3 sind richtig
D. Nur 1, 3 und 4 sind richtig
E. Alle Aussagen sind richtig

1.099   6.1.3   Fragentyp D

Woran erkennt man sicher die Erschöpfung eines CO_2-Absorbers?

1) Änderung der Farbe (Indikator)
2) Abkühlung nach vorheriger Erwärmung
3) Knochenharter, trockener Absorberkalk
4) Änderung der Feuchtigkeit

Wählen Sie bitte die zutreffende Aussagenkombination.

A. Keine Aussage trifft zu
B. Nur 1 und 3 sind richtig
C. Nur 2 und 3 sind richtig
D. Nur 1, 3 und 4 sind richtig
E. Alle Aussagen sind richtig

1.100   6.1.3   Fragentyp D

Die größten Gefahren bei der Benutzung eines Narkosegerätes bestehen in der

1) unbemerkten Unterbrechung der Sauerstoffzufuhr
2) Erschöpfung des Kohlensäureabsorbers
3) Dekonnektion von Teilen des Kreissystems
4) Entzündung der Narkosegase

Wählen Sie bitte die zutreffende Aussagenkombination.

A. Keine Aussage trifft zu
B. Nur 1 und 3 sind richtig
C. Nur 2 und 3 sind richtig
D. Nur 1, 3 und 4 sind richtig
E. Alle Aussagen sind richtig

1.101   6.1.3   Fragentyp C

Säuglinge und Kleinkinder atmen bei hoher Atemfrequenz ein relativ kleines Volumen,

deshalb

muß bei Anwendung eines "Kuhn-Systems" der Frischgasstrom ein Mehrfaches des Atemvolumens/min betragen.

1.102   6.1.3   Fragentyp D

An welchen Zeichen der Stadieneinteilung nach Guedel
erkennt man das Erreichen der 1. Stufe des Toleranzstadiums während einer Narkoseeinleitung?

1) Atmung abgeflacht, aber regelmäßig
2) Hustenreflex ist aufgehoben
3) Lidreflex ist erloschen
4) Keine Abwehrreaktion auf cutane Schmerzreize

Wählen Sie bitte die zutreffende Aussagenkombination.

A. Keine Aussage trifft zu
B. Nur 1 und 3 sind richtig
C. Nur 2 und 3 sind richtig
D. Nur 1, 3 und 4 sind richtig
E. Alle Aussagen sind richtig

1.103   6.1.3   Fragentyp C

Laryngospasmus während einer Halothannarkose ist ein
Zeichen zu tiefer Narkose,

weil

hohe Halothandosen die Reflexbereitschaft des Larynx
steigern.

1.104   6.1.3   Fragentyp C

Bei proktologischen Eingriffen kommt man in der Regel
mit einer oberflächlichen Narkose aus,

weil

die Reflexbereitschaft im Analbereich sehr leicht zu
unterdrücken ist.

1.105 6.1.3 Fragentyp A1

Welche Aussage trifft zu?
Die Einteilung der Narkosestadien nach Guedel gilt für

A. alle Narkoseverfahren
B. nur für reine Äthernarkosen
C. nur für reine Barbituratnarkosen
D. für die Neuroleptanalgesie
E. nur für Narkosen bei Kindern

1.106 6.1.3 Fragentyp D

Welche Symptome können bei einer Neuroleptanalgesie auf ein Nachlassen der analgetischen Wirkung deuten?

1) Pulsanstieg
2) Zunahme der Muskelrigidität
3) Blutdruckanstieg
4) Schwitzen

Wählen Sie bitte die zutreffende Aussagenkombination.

A. Keine Aussage trifft zu
B. Nur 1 und 3 sind richtig
C. Nur 2 und 3 sind richtig
D. Nur 1, 3 und 4 sind richtig
E. Alle Aussagen sind richtig

1.107   6.1.3   Fragentyp D

Schweißausbruch während einer Allgemeinnarkose kann Hinweis sein für:

1) zu flache Narkose
2) zu tiefe Narkose
3) Hypercarbie
4) Fieber

Wählen Sie bitte die zutreffende Aussagenkombination.

A. Keine Aussage trifft zu
B. Nur 1 und 3 sind richtig
C. Nur 2 und 3 sind richtig
D. Nur 1, 3 und 4 sind richtig
E. Alle Aussagen sind richtig

1.108   6.1.3   Fragentyp A2

Welche Aussage trifft nicht zu?
Während einer Allgemeinanaesthesie steigen Pulsfrequenz und Blutdruck kontinuierlich über den Normwert hinaus an. Die Ursache ist

A. eine zu flache Narkose
B. eine Abnahme des O_2-Verbrauchs
C. eine Behinderung der CO_2-Abgabe
D. eine arterielle Hypoxie
E. Ein Anstieg der Temperatur

1.109   6.1.3   Fragentyp D

Eine plötzliche intraoperativ induzierte hämodynamisch relevante Hypovolämie läßt sich durch die Abnahme folgender Parameter diagnostizieren:

1) arterieller Blutdruck
2) Pulsfrequenz
3) Hämoglobinkonzentration
4) zentralvenöser Druck

Wählen Sie bitte die zutreffende Aussagenkombination.

A. Keine Aussage trifft zu
B. Nur 1 und 3 sind richtig
C. Nur 2 und 3 sind richtig
D. Nur 1, 3 und 4 sind richtig
E. Alle Aussagen sind richtig

1.110 1.113
1.111
1.112   6.1.3   Fragentyp B

Die Kreislaufparameter systolischer und diastolischer Blutdruck sowie Pulsfrequenz (Liste 1) können sich in Abhängigkeit vom jeweiligen Zustand des Patienten (Liste 2) unabhängig voneinander ändern. Ordnen Sie bitte die Blutdruck- und Pulsveränderungen der Liste 1 den jeweiligen Zuständen der Liste 2 zu.

Liste 1

1.110 Blutdruck↑ - Puls↑

1.111 Blutdruck↓ - Puls↑

1.112 Blutdruck↓ - Puls↓

1.113 Blutdruck↑ - Puls↓

Liste 2

A. Vagusreiz
B. Narkose zu oberflächlich, Adrenalinausschüttung
C. Volumenmangel
D. Übertransfusion

1.114   6.1.3   Fragentyp C

Die Überwachung der Hämodynamik während einer Magenresektion sollte mit Hilfe eines Svan-Ganz-Katheters erfolgen,

weil

durch den Einschwemmkatheter die Möglichkeit der Messung wichtiger hämodynamischer Parameter besteht.

1.115   6.1.3   Fragentyp A1

Während einer regionalen oder allgemeinen Anaesthesie
sollen Blutdruck- und Pulswerte in folgenden Zeitab-
ständen gemessen und registriert werden:

A. 1 Minute
B. 2 Minuten
C. 5 Minuten
D. 10 Minuten
E. 15 Minuten

1.116   6.1.3   Fragentyp D

Die Tiefe einer Allgemeinnarkose kann unter anderem
durch Beobachtung folgender Messungen bzw. Aufzeich-
nungen kontrolliert werden:

1) Blutdruck- und Pulsfrequenz
2) zentralvenöser Druck
3) psychomotorische Ruhigstellung
4) Elektroencephalogramm

Wählen Sie bitte die zutreffende Aussagenkombination.

A. Keine Aussage trifft zu
B. Nur 1 und 3 sind richtig
C. Nur 2 und 3 sind richtig
D. Nur 1, 3 und 4 sind richtig
E. Alle Aussagen sind richtig

1.117   6.1.3   Fragentyp A1

Das wichtigste während einer Narkose mit kontrollierter
Beatmung des Patienten besonders sorgfältig zu beob-
achtende Kontrollinstrument eines Narkosegerätes ist

A. das Volumeter
B. der Beatmungsdruckmesser
C. der Sauerstoffkonzentrationsmesser
D. die Rotameter
E. der Atembeutel bzw. Beatmungsbalg

1.118   6.1.3   Fragentyp D

Der plötzliche Anstieg des Beatmungsdrucks während einer Strumaresektion hat seine wahrscheinlichste Ursache in

1) Anpressen der distalen Tubusöffnung an die Trachealwand durch Zug an der Trachea
2) Abknicken des Woodbridge-Tubus durch Zug an der Trachea
3) Kompression der Trachea distal der Tubusöffnung durch operative Manipulationen
4) "Pressen" des Patienten durch unzureichende Narkosetiefe

Wählen Sie bitte die zutreffende Aussagenkombination.

A. Keine Aussage trifft zu
B. Nur 1 und 3 sind richtig
C. Nur 2 und 3 sind richtig
D. Nur 1, 3 und 4 sind richtig
E. Alle Aussagen sind richtig

1.119   6.1.3   Fragentyp A1

Die ausreichende Funktion eines Kohlensäureabsorbers im Kreissystem während einer Narkose mit halbgeschlossenem System ist erkennbar

A. mit Hilfe eines Farbindikators
B. durch die Erwärmung des Atemkalks
C. durch Wiegen des Atemkalks
D. durch Messung der relativen Feuchte im Atemkalk mittels Hygrometer
E. durch die Veränderung des Beatmungsdrucks, wenn der Atemkalkkanister im Einatemschenkel montiert ist

1.120   6.1.3   Fragentyp C

Die Messung von Blutdruck und Puls zur Überwachung der
Kreislauffunktion während einer Allgemeinanaesthesie
sollte in Abständen von 5 Minuten durchgeführt werden,

weil

ein plötzlicher Blutdruckabfall unter den minimalen
Erfordernisdruck für die Organperfusion über einen
Zeitraum von mehr als 5 Minuten zu bleibenden Organ-
schäden führen kann.

1.121   6.1.3   Fragentyp D

Rückwärtslauf (entgegen dem Uhrzeigersinn) des Volu-
meters bei Beatmung eines Patienten mit Hilfe eines
halbgeschlossenen Systems wird verursacht durch

1) Undichtigkeit im Kreissystem
2) Undichtigkeit der Blockermanschette am Endotrachealtubus
3) Funktionsstörung im Ausatemventil
4) "Gegenatmen" des Patienten

Wählen Sie bitte die zutreffende Aussagenkombination.

A. Keine Aussage trifft zu
B. Nur 1 und 3 sind richtig
C. Nur 2 und 3 sind richtig
D. Nur 1, 3 und 4 sind richtig
E. Alle Aussagen sind richtig

1.122   6.1.3   Fragentyp D

Das Absinken des Blutdrucks unter einer Halothan-Lach-
gas-Sauerstoff-Inhalationsnarkose mit Barbituratein-
leitung kann Hinweis sein auf

1) starken Blutverlust
2) Hypercarbie durch Hypoventilation
3) Halothanüberdosierung
4) Hypocarbie durch Hyperventilation

Wählen Sie bitte die zutreffende Aussagenkombination.

A. Keine Aussage trifft zu
B. Nur 1 und 3 sind richtig
C. Nur 2 und 3 sind richtig
D. Nur 1, 3 und 4 sind richtig
E. Alle Aussagen sind richtig

1.123   6.1.3   Fragentyp D

Klinische Zeichen einer alveolären Hypoventilation während der Narkose bei Anwendung eines hyperoxischen Inspirationsgases sind

1) Blutdruckanstieg
2) Cyanose
3) Schwitzen
4) Steigerung der Hautdurchblutung

Wählen Sie bitte die zutreffende Aussagenkombination.

A. Keine Aussage trifft zu
B. Nur 1 und 3 sind richtig
C. Nur 2 und 3 sind richtig
D. Nur 1, 3 und 4 sind richtig
E. Alle Aussagen sind richtig

1.124   6.1.3   Fragentyp A2

Welche Aussage trifft nicht zu?
Die freie Durchgängigkeit der oberen Luftwege in Narkose ist gefährdet durch

A. Ausfall des Schluckreflexes
B. Ausfall des Hustenreflexes
C. zentrale Depression der Atmung
D. Zurückfallen der Zunge
E. Zurückfallen des Unterkiefers

1.125   6.1.3   Fragentyp A1

Welche Aussage trifft zu?
Ein oropharyngealer Tubus sollte beim nicht endotracheal
intubierten, narkotisierten Patienten wenn möglich stets
eingeführt werden, um

A. Erbrechen zu verhindern
B. Sauerstoff zuzuleiten
C. Bißverletzungen der Zunge zu vermeiden
D. einen freien Weg zwischen Mundöffnung und Kehlkopf-
   eingang herzustellen
E. einen Laryngospasmus zu vermeiden

1.126   6.1.3   Fragentyp D

Die endotracheale Intubation ist indiziert bei

1) Patienten mit Ileus
2) intrathorakalen Eingriffen
3) Eingriffen im Kehlkopf-Hals-Bereich
4) Aspirationsgefahr

Wählen Sie bitte die zutreffende Aussagenkombination.

A. Keine Aussage trifft zu
B. Nur 1 und 3 sind richtig
C. Nur 2 und 3 sind richtig
D. Nur 1, 3 und 4 sind richtig
E. Alle Aussagen sind richtig

1.127   6.1.3   Fragentyp D

Durch die endotrachale Intubation wird verhütet

1) Erbrechen
2) Aspiration
3) Laryngospasmus
4) Bronchospasmus

Wählen Sie bitte die zutreffende Aussagenkombination.

A. Keine Aussage trifft zu
B. Nur 1 und 3 sind richtig
C. Nur 2 und 3 sind richtig
D. Nur 1, 3 und 4 sind richtig
E. Alle Aussagen sind richtig

1.128   6.1.3   Fragentyp C

Die endotracheale Intubation ist eine sehr bedeutende Maßnahme,

<u>weil</u>

mit ihrer Hilfe die Narkosegase unmittelbar in die Lunge geleitet werden.

1.129   6.1.3   Fragentyp C

Die Atmung eines in Narkose befindlichen Patienten sollte kontrolliert oder assistiert werden,

<u>weil</u>

die Gefahr einer metabolischen Acidose durch Sauerstoffmangel besteht.

1.130   6.1.3   Fragentyp A1

Bei Durchführung einer Maskenbeatmung besteht die Gefahr einer Aufblähung des Magens, wenn der Öffnungsdruch von Oesophagus und Kardia überschritten wird. Die Druckgrenze beträgt:

A. 10 - 12 cm H_2O
B. 18 - 25 cm H_2O
C. 30 - 45 cm H_2O
D. 50 - 60 cm H_2O
E. 40 - 80 cm H_2O

1.131   6.1.3   Fragentyp C

Die kontrollierte Hyperventilation während der Narkose und Operation eines Hirntumors vermindert den Bedarf an Narkosemittel,

weil

durch die Hyperventilation der intrakranielle Druck gesenkt wird.

1.132   6.1.3   Fragentyp C

Bei geburtshilflichen Eingriffen muß die Dosis der verwendeten Narkotica erhöht werden,

weil

es sich um zwei Individuen handelt und die Narkotica auf Mutter und Fetus prinzipiell gleich wirken.

1.133   6.1.3   Fragentyp A2

Welche Aussage trifft nicht zu?
Eine postoperative Apnoe bei einem Neugeborenen wird verursacht durch

A. Unterkühlung

B. Überdosierung von Muskelrelaxantien

C. Wirkung von Fentanyl

D. Bauchlage

E. Hyperventilation

1.134   6.1.3   Fragentyp C

Bei der Narkose für eine Tonsillektomie wird die endotracheale Intubation bevorzugt,

weil

bei Insufflation am hängenden Kopf der cerebralvenöse Rückfluß erschwert ist.

1.135   6.1.3   Fragentyp D

Hyperventilation während der Narkose führt zu

1) verminderter Hirndurchblutung
2) metabolischer Alkalose
3) Einsparung von Narkotica
4) Bohr-Effekt

Wählen Sie bitte die zutreffende Aussagenkombination.

A. Keine Aussage trifft zu
B. Nur 1 und 3 sind richtig
C. Nur 2 und 3 sind richtig
D. Nur 1, 3 und 4 sind richtig
E. Alle Aussagen sind richtig

1.136   6.1.3   Fragentyp C

Bei einer Struma-Operation ist eine Wechseldruckbeatmung indiziert,

weil

die Wechseldruckbeatmung der Gefahr einer Luftembolie durch Eröffnung großer Halsvenen entgegenwirkt.

1.137   6.1.3   Fragentyp D

Welche der folgenden Pharmaka können mit Levallorphan nicht antagonisiert werden?

1) Chlorpromazin
2) Fentanyl
3) Pentazozin (Fortral)
4) Metadon (Pollamedon)
5) Pethidin (Dolantin)

Wählen Sie bitte die zutreffende Aussagenkombination.

A. Keine Aussage trifft zu
B. Nur 1 und 3 sind richtig
C. Nur 2 und 3 sind richtig
D. Nur 1, 3 und 4 sind richtig
E. Alle Aussagen sind richtig

1.138 1.141
1.139 1.142
1.140   6.1.3   Fragentyp B

Welches Antidot der Liste 1 gehört zu den Pharmaka der Liste 2?

Liste 1   Liste 2

1.138 Lorfan   A. Dehydrobenzperidol
1.139 Prostigmin   B. Fentanyl
1.140 Akineton   C. Pancuronium
1.141 Regitin   D. Heparin
1.142 Protamin   E. Noradrenalin

1.143   6.1.3   Fragentyp A1

Welche Aussage trifft zu?
Eine Überdosierung von Fentanyl im Rahmen einer Neuroleptanalgesie

A. führt zu ektopischen Reizbildungen
B. bedingt eine Tachykardie
C. steigert das Herzminutenvolumen
D. ruft Überleitungsstörungen hervor
E. hat keine inotrope Wirkung auf den Herzmuskel

1.144   6.1.3   Fragentyp D

Blutdruckabfall bei Patienten mit angeborenem cyanotischen Herzfehler verstärkt die Cyanose durch Zunahme des Rechts-Links-Shunts. Welche Behandlungsmaßnahmen sind sinnvoll?

1) Adrenalin
2) Vertiefung der Narkose
3) Strophanthin
4) Erhöhung der O_2-Konzentration im Atemgemisch

Wählen Sie bitte die zutreffende Aussagenkombination.

A. Keine Aussage trifft zu
B. Nur 1 und 3 sind richtig
C. Nur 2 und 3 sind richtig
D. Nur 1, 3 und 4 sind richtig
E. Alle Aussagen sind richtig

1.145   6.1.3   Fragentyp D

Die Intubation des rechten Hauptbronchus durch einen zu tief eingeführten Endotrachealtubus ist beim Erwachsenen durch folgende Symptome erkennbar:

1) Nachschleppen der rechten Thoraxhälfte
2) Nachschleppen der linken Thoraxhälfte
3) abgeschwächtes Atemgeräusch über der linken Thoraxseite
4) verkürzter Klopfschall über der linken Thoraxseite

Wählen Sie bitte die zutreffende Aussagenkombination.

A. Keine Aussage trifft zu
B. Nur 1 und 3 sind richtig
C. Nur 2 und 3 sind richtig
D. Nur 1, 3 und 4 sind richtig
E. Alle Aussagen sind richtig

1.146   6.1.3   Fragentyp D

Ein "Druck"-gesteuerter Respirator ist dadurch gekennzeichnet, daß

1) durch Druck auf einen kleinen Gummiball das Inspirium ausgelöst wird
2) nach Erreichen des eingestellten end-inspiratorischen Druckes die Inspiration beendet wird
3) das Beatmungsvolumen von der Compliance abhängig ist
4) durch den (negativen) Inspirationsdruck (des Patienten) das Gerät gestartet wird

Wählen Sie bitte die zutreffende Aussagenkombination.

A. Keine Aussage trifft zu
B. Nur 1 und 3 sind richtig
C. Nur 2 und 3 sind richtig
D. Nur 1, 3 und 4 sind richtig
E. Alle Aussagen sind richtig

1.147   6.1.3   Fragentyp A1

Welche Aussage trifft zu?
Ein "Frequenz"-gesteuerter Respirator ist ein Gerät,
bei dem

A. die noch gering vorhandene Einatmung des Patienten
   die Beatmungsfrequenz steuert

B. die Netzfrequenz (z.B. 50 Hz) maßgebend für die Ge-
   nauigkeit der Beatmung ist

C. Die Beatmungsfrequenz sich aus der Hälfte der Summe
   von Einatmungs- und Ausatmungszeit ergibt

D. die Beatmungsfrequenz an einem Drehknopf eingestellt
   wird

E. die Beatmungsfrequenz durch die inspiratorische
   Druckanstiegsgeschwindigkeit bestimmt wird

1.148   6.1.3   Fragentyp C

Bei volumengesteuerten Geräten bleibt das Beatmungsvolumen trotz Änderung der Compliance gleich,

weil

sich die Beatmungsfrequenz automatisch anpaßt.

1.149   6.1.3   Fragentyp A2

Welche Aussage trifft nicht zu?
Moderne Beatmungsgeräte werden auf folgende Weise gesteuert:

A. druckgesteuert

B. ventilgesteuert

C. flowgesteuert

D. zeitgesteuert

E. volumengesteuert

1.150   6.1.3   Fragentyp D

Ein Patient, der 2 Stunden zuvor Nahrung zu sich genommen hat, ist bei der Narkose gefährdet

1) durch die Möglichkeit des Erbrechens
2) wegen der Kreislaufbelastung
3) wegen der Möglichkeit einer Aspiration
4) weil eine Veränderung des Blutzuckerspiegels eintreten kann

Wählen Sie bitte die zutreffende Aussagenkombination.

A. Keine Aussage trifft zu
B. Nur 1 und 3 sind richtig
C. Nur 2 und 3 sind richtig
D. Nur 1, 3 und 4 sind richtig
E. Alle Aussagen sind richtig

1.151   6.1.3   Fragentyp D

Welche Maßnahmen sind vor Einleitung einer dringlichen Narkose bei nicht nüchternen Patienten anzustellen?

1) Intravenöse Gabe von Atropin vor Narkoseeinleitung
2) Gründliche Aushebung des Magens
3) Hochlagerung des Oberkörpers bei Narkoseeinleitung
4) Rasche Einleitung und rasche Intubation unter Bereitschaft zum sofortigen Absaugen

Wählen Sie bitte die zutreffende Aussagenkombination.

A. Keine Aussage trifft zu
B. Nur 1 und 3 sind richtig
C. Nur 2 und 3 sind richtig
D. Nur 1, 3 und 4 sind richtig
E. Alle Aussagen sind richtig

1.152   6.1.3   Fragentyp D

Zur Narkose für einen Noteingriff wegen intestinaler Massenblutungen muß beachtet werden,

1) daß eine Hypoxie trotz fehlender Cyanose vorliegen kann
2) daß der Patient wach intubiertwerden muß
3) daß unbedingt eine Magensonde vor Einleitung der Narkose gelegt wird
4) daß zur Einleitung der Narkose geringere Dosen benötigt werden

Wählen Sie bitte die zutreffende Aussagenkombination.

A. Keine Aussage trifft zu
B. Nur 1 und 3 sind richtig
C. Nur 2 und 3 sind richtig
D. Nur 1, 3 und 4 sind richtig
E. Alle Aussagen sind richtig

1.153   6.1.3   Fragentyp D

Welche Aussage trifft zu?
Die Narkoseeinleitung bei Ileus beinhaltet folgende Gefahren:

1) Regurgitation, Aspiration
2) Unwirksamkeit kompetitiver Muskelrelaxantien
3) Blutdruckabfäll
4) Hyperventilationstetanie

Wählen Sie bitte die zutreffende Aussagenkombination.

A. Keine Aussage trifft zu
B. Nur 1 und 3 sind richtig
C. Nur 2 und 3 sind richtig
D. Nur 1, 3 und 4 sind richtig
E. Alle Aussagen sind richtig

1.154   6.1.3   Fragentyp D

Ein mechanischer Ileus kann zu folgenden Störungen führen:

1) Hypokaliämie
2) Hypernatriämie
3) Volumendefizit
4) Füllung des Magens

Wählen Sie bitte die zutreffende Aussagenkombination.

A. Keine Aussage trifft zu
B. Nur 1 und 3 sind richtig
C. Nur 2 und 3 sind richtig
D. Nur 1, 3 und 4 sind richtig
E. Alle Aussagen sind richtig

1.155   6.1.3   Fragentyp A1

Welche Aussage trifft zu?
Zur Anaesthesie eines Verletzten mit Milzruptur ist zu beachten, daß

A. die Prämedikation i.m. verabreicht wird
B. Barbiturate kontraindiziert sind
C. ein sicherer intravenöser Zugang geschaffen wird
D. der Magen zuerst gespült wird
E. die Narkose-Einleitung nur mittels eines Inhalationsnarkoticums erfolgen darf

1.156   6.1.3   Fragentyp D

Geeignete Maßnahmen zur Verhütung der Aspiration bei Erbrechen während der Narkoseeinleitung sind:

1) Kopf-Tief-Lagerung
2) Beatmung über eine Maske
3) Absaugen des Mund- und Rachenraumes, endotracheale Intubation
4) Legen einer Magensonde vor Einleitung der Narkose

Wählen Sie bitte die zutreffende Aussagenkombination.

A. Keine Aussage trifft zu
B. Nur 1 und 3 sind richtig
C. Nur 2 und 3 sind richtig
D. Nur 1, 3 und 4 sind richtig
E. Alle Aussagen sind richtig

1.157   6.1.3   Fragentyp D

Welches sind die sichersten Maßnahmen zur Verhütung einer Aspiration bei der Narkoseeinleitung eines Patienten mit Ileus?

1) Einlegen eines Magenschlauches vor Narkosebeginn
2) Narkoseeinleitung bei Kopftieflagerung
3) Narkoseeinleitung am halbsitzenden Patienten
4) zügige Narkoseeinleitung, i.v.-Narkose, Succinylcholin, endotracheale Intubation

Wählen Sie bitte die zutreffende Aussagenkombination.

A. Keine Aussage trifft zu
B. Nur 1 und 3 sind richtig
C. Nur 2 und 3 sind richtig
D. Nur 1, 3 und 4 sind richtig
E. Alle Aussagen sind richtig

1.158   6.1.3   Fragentyp C

Eine Narkose hat bei gesteigertem Hirndruck einen therapeutischen Effekt,

<u>weil</u>

Narkosemittel eine Dehydratation des Hirngewebes bewirken.

1.4 Regionalanaesthesie

1.159 6.1.4 Fragentyp F

Bei einer 45jährigen, 50 kg schweren Patientin soll eine Bronchoskopie in Lokalanaesthesie durchgeführt werden. Es wurden 6 ml 1%ige Tetracain-(Pantocain-)Lösung auf die Schleimhäute des Zungengrundes, des Kehlkopfes und der Trachea gesprüht. Unmittelbar nach Beendigung des nur fünf Minuten dauernden Eingriffs verliert die Patientin das Bewußtsein und bekommt tonisch-klonische Krämpfe. Der Blutdruck fällt auf 70/50 mmHg ab.
Die wahrscheinliche Ursache dieses Zwischenfalls ist:

A. allergische Reaktion nach Sensibilisierung
B. toxische Reaktion infolge Überschreitung der zulässigen Grenzdosis von Tetracain
C. anaphylaktoide Reaktion
D. toxische Reaktion infolge beschleunigter Resorption bei entzündeten Schleimhäuten
E. durch Hyperventilation ausgelöste Krämpfe

1.160 6.1.4 Fragentyp D

Die meisten Lokalanaesthetica wirken am Herzen

1) negativ inotrop
2) positiv inotrop
3) positiv chronotrop
4) positiv bathmotrop

Wählen Sie bitte die zutreffende Aussagenkombination.

A. Keine Aussage trifft zu
B. Nur 1 und 3 sind richtig
C. Nur 2 und 3 sind richtig
D. Nur 1, 3 und 4 sind richtig
E. Alle Aussagen sind richtig

1.161   6.1.4   Fragentyp A1

Die Maximaldosis für Xylocain (Lidocain) mit Adrenalinzusatz bei einem 75 kg schweren gesunden Patienten von 30-40 Jahren ist

A. 50 mg
B. 100 mg
C. 250 mg
D. 500 mg
E. 1000 mg

1.162   6.1.4   Fragentyp A1

Welche Konzentrationen des Vasoconstrictors Adrenalin (Suprarenin) sollte in einer Lokalanaesthesielösung nicht überschritten werden?

A. 1 : 1000
B. 1 : 10000
C. 1 : 100000
D. 1 : 200000
E. 1 : 300000

1.163   6.1.4   Fragentyp C

Mepivacain (Scandicain^R) und Bupivacain (Carbostesin^R) sind toxischer als Procain (Novocain),

weil

die beiden erstgenannten Lokalanaesthetica schneller resorbiert werden als Procain.

1.164   6.1.4   Fragentyp A2

Welche Aussage trifft nicht zu?
Zu den klassischen Symptomen toxischer Reaktionen bei der Lokalanaesthesie gehören

A. Krämpfe
B. Koma
C. Schock
D. akute gelbe Leberatrophie
E. Herzstillstand

1.165   6.1.4   Fragentyp A2

Welche Aussage trifft nicht zu?
Die Gefahr toxischer Reaktionen durch Lokalanaesthetica wird erhöht

A. mit zunehmender Menge des Lokalanaestheticums
B. mit steigender Konzentration des Lokalanaestheticums
C. durch Einsatz von Epinephrin
D. durch intravasale Injektion des Lokalanaestheticums
E. durch Injektion des Lokalanaestheticums in entzündlich verändertes Gewebe

1.166   6.1.4   Fragentyp A1

Allergische Reaktionen, die nach der Applikation von Lokalanaesthetica auftreten, sind

A. häufig (1 : 500)
B. weniger häufig (1 : 5000)
C. selten (1 : 20000)
D. sehr selten (1 : 100000)
E. nicht bekannt

1.167　　　　　　　6.1.4　　　　　　　Fragentyp A1

Wohin wird bei der Spinalanaesthesie das Anaestheticum injiziert?

A. In den Subarachnoidalraum
B. In den Periduralraum
C. In die Cisterna magna
D. In die Medulla spinalis
E. In die paravertebralen Ganglien des Sympathicus

1.168　　　　　　　6.1.4　　　　　　　Fragentyp D

Die Spinalanaesthesie eignet sich besonders für Operationen

1) bei Kleinkindern
2) bei Erwachsenen
3) im Unterbauch und den unteren Extremitäten
4) bei Erkrankungen des Zentralnervensystems

Wählen Sie bitte die zutreffende Aussagenkombination.

A. Keine Aussage trifft zu
B. Nur 1 und 3 sind richtig
C. Nur 2 und 3 sind richtig
D. Nur 1, 3 und 4 sind richtig
E. Alle Aussagen sind richtig

1.169	1.172
1.170	1.173
1.171	

6.1.4   Fragentyp B

Ordnen Sie den jeweiligen operativen Eingriffen der Liste 1 das geeignete regionale Anaesthesieverfahren der Liste 2 zu.

Liste 1

1.169 Zahnwurzelspitzenresektion im Unterkiefer

1.170 Neurolyse bei Carpal-Tunnel-Syndrom

1.171 Episiotomie

1.172 Incision eines Endglied-Panaritiums

1.173 Circumcision

Liste 2

A. Plexus brachialis

B. Nervus pudendus

C. Oberstsche Anaesthesie

D. Sakralanaesthesie

E. Nervus mandibularis

1.174   6.1.4   Fragentyp A2

Welche Aussage trifft nicht zu?
Vorteile einer Leitungsanaesthesie (Axillarisblock) zur Versorgung einer frischen Handverletzung sind

A. der ambulante Patient kann frühzeitig entlassen werden

B. Vorbereitungsmaßnahmen für eine Wiederbelebung sind unnötig

C. der Patient bleibt kooperativ

D. es besteht keine Aspirationsgefahr

E. die Überwachung der Vitalfunktion des Patienten während des Eingriffs kann durch eine Hilfskraft des Anaesthesisten erfolgen

1.175   6.1.4   Fragentyp A1

Vor einer Sympathektomie des lumbalen Grenzstrangs
wird eine lumbale Sympathicusblockade durchgeführt,
deren Effekt dann die Indikation bestätigt oder in
Frage stellt. Diese Blockade nennt man:

A. diagnostische Blockade
B. prognostische Blockade
C. prophylaktische Blockade
D. therapeutische Blockade
E. neurolytische Blockade

1.176   6.1.4   Fragentyp D

Die einzeitige, doppelseitige Stellatumblockade ist
bei der Lungenembolie indiziert, weil sie

1) die Schmerzen verringert
2) den pulmonalen Perfusionsdruck erhöht
3) die reflektorischen Vasospasmen löst
4) den arteriellen pO_2 bessert

Wählen Sie bitte die zutreffende Aussagenkombination.

A. Keine Aussage trifft zu
B. Nur 1 und 3 sind richtig
C. Nur 2 und 3 sind richtig
D. Nur 1, 3 und 4 sind richtig
E. Alle Aussagen sind richtig

1.177   6.1.4   Fragentyp A2

Welche Aussage trifft nicht zu?
Nach einer therapeutischen Periduralanaesthesie mit
Ausbreitung bis D VII sind folgende Veränderungen zu
beobachten:

A. Anstieg der Hauttemperatur im Bereich der Beine
B. Schmerzfreiheit im Bereich der unteren Körperhälfte
C. Minderung der Hautdurchblutung im Bereich der Beine
D. Abfall des arteriellen Blutdrucks
E. Zunahme der Hautdurchblutung im Bereich der unteren
   Körperhälfte

1.178   6.1.4   Fragentyp C

Bei Claudicatio intermittens durch arterielle Durchblutungsstörungen sind lumbale Grenzstrangblockaden sinnvoll,

weil

die Blockade des lumbalen Sympathicus eine Verbesserung der Durchblutung im Bereich der unteren Extremitäten bewirkt.

1.179   1.182
1.180   1.183
1.181   6.1.4   Fragentyp B

Welches der in Liste 1 genannten Medikamente bewirkt
bei perineuraler Injektion die Veränderungen der Liste 2?

Liste 1   Liste 2

1.179 Procain   A. Temporäre Unterbrechung der
1.180 Äthylalkohol   Nervenleitung
1.181 Phenol   B. Neurolyse
1.182 Lidocain   C. Intermittierende Unter-
1.183 Tetracain   brechung der Nerven-
                      leitungen
                   D. Herabsetzung der Leitungs-
                      geschwindigkeit

1.5 Unmittelbar postoperative Versorgung

1.184   6.1.5   Fragentyp A1

Zur Behandlung des postoperativen Wundschmerzes bei einem Patienten, der in Neuroleptanalgesie operiert wurde, eignet sich folgendes Medikament:

A. Alkohol in 5%iger Lösung i.v.
B. Morphinhydrochlorid in einer Dosierung von 1,02 g i.m.
C. Diazepam (Valium)
D. Pentazozin (Fortral)
E. Phenothiazine

1.185   6.1.5   Fragentyp D

Die primäre Schmerztherapie nach einer Cholecystektomie erfolgt durch

1) 100 mg Pethidin (Dolantin^R)
2) rechtsseitige Intercostalblockaden mit Bupivacain
3) 25 - 50 mg Pethidin (Dolantin^R)
4) kontinuierliche Periduralanaesthesie

Wählen Sie bitte die zutreffende Aussagenkombination.

A. Keine Aussage trifft zu
B. Nur 1 und 3 sind richtig
C. Nur 2 und 3 sind richtig
D. Nur 1, 3 und 4 sind richtig
E. Alle Aussagen sind richtig

1.186   6.1.5   Fragentyp C

Eine Intercostalblockade zur postoperativen Analgesie nach Thorakotomie ist nicht zu empfehlen,

weil

die Intercostalblockade mit einer deutlichen Einschränkung der alevolären Ventilation verbunden ist.

1.187   6.1.5   Fragentyp D

Nach welchen Kriterien erfolgt die Entlassung eines in Allgemeinanaesthesie operierten Patienten aus dem Aufwachraum zur Weiterbehandlung auf einer Pflegestation?

1) Der Patient muß bei Bewußtsein und ansprechbar sein
2) der Patient muß seinen Kopf anheben und mindestens 3 sec halten können
3) der Kreislauf muß stabil sein
4) die Atmung muß normal sein

Wählen Sie bitte die zutreffende Aussagenkombination.

A. Keine Aussage trifft zu
B. Nur 1 und 3 sind richtig
C. Nur 2 und 3 sind richtig
D. Nur 1, 3 und 4 sind richtig
E. Alle Aussagen sind richtig

1.188   6.1.5   Fragentyp D

Die Kontrolle der Vitalfunktionen bei einem 35jährigen Patienten nach komplikationsloser Nephrektomie während seines Aufenthaltes im Aufwachraum erfolgt

1) durch Messung der stündlichen Urinmenge
2) durch Messung von Blutdruck- und Pulsfrequenz im Abstand von 10 Minuten
3) durch Beobachtung der Atmung
4) durch stündliche flammenphotometrische Messung des Serum-Kaliumspiegels

Wählen Sie bitte die zutreffende Aussagenkombination.

A. Keine Aussage trifft zu
B. Nur 1 und 3 sind richtig
C. Nur 2 und 3 sind richtig
D. Nur 1, 3 und 4 sind richtig
E. Alle Aussagen sind richtig

1.189   6.1.5   Fragentyp A1

Der Aufwachraum dient der unmittelbar postoperativen Behandlung firschoperierter Patienten für

A. 24 Stunden
B. ungebrenzte Zeit bis der Patient auf die Pflegestation entlassen werden kann
C. Die Zeit bis zur Sicherung der körpereigenen Kontrolle der Vitalfunktionen, jedoch nicht länger als 2-3 Stunden
D. maximal eine halbe Stunde

1.190   6.1.5   Fragentyp C

Ein Aufwachraum ist für die unmittelbar postoperative Behandlung innerhalb einer Operationsabteilung nicht erforderlich,

weil

die modernen Narkosemethoden die sofortige Entlassung einer Frischoperierten auf eine normale Pflegestation oder eine Intensivbehandlungseinheit gewährleisten.

1.191   6.1.5   Fragentyp D

Die Restwirkung von Muskelrelaxantien nach einer Narkose
wegen Oberbauchoperation erkennt man

1) an unkontrollierten, athetotischen Bewegungsabläufen
   der Extremitäten
2) an der Unfähigkeit des Patienten, sich im Bett auf-
   zusetzen
3) an der Unfähigkeit des Patienten, den Kopf anzuheben
   und ihn mehr als 3 Sekunden zu halten
4) an der Bewegungseinschränkung der mimischen Muskulatur

Wählen Sie bitte die zutreffende Aussagenkombination.

A. Keine Aussage trifft zu
B. Nur 1 und 3 sind richtig
C. Nur 2 und 3 sind richtig
D. Nur 1, 3 und 4 sind richtig
E. Alle Aussagen sind richtig

1.6 Prä-, intra- und postoperative Flüssigkeits- und Volumentherapie

1.192   6.1.6   Fragentyp A1

In der unmittelbaren postoperativen Phase kommt es nor-
malerweise zu

A. einer Natriumretention im Organismus
B. einem Anstieg des Natrium-Kalium-Quotienten im Urin
C. einer ausgeprägten Polyurie
D. einem Abfall des Natrium-Kalium-Quotienten im Urin
E. einer vermehrten Ausscheidung von Glucose über die
   Nieren

1.193 6.1.6 Fragentyp A1

Der postoperative Flüssigkeitsbedarf eines Erwachsenen beträgt in 24 Stunden durchschnittlich

A. 20 - 25 ml/kg KG
B. 35 - 40 ml/kg KG
C. 55 - 60 ml/kg KG
D. 100 ml/kg KG

1.194 6.1.6 Fragentyp C

In der postoperativen Phase dürfen nur Natrium-reiche Infusionslösungen infundiert werden,

weil

durch Anhebung des Natriumspiegels im extrazellulären Raum die Osmolarität in der postoperativen Phase normalisiert wird.

1.195 6.1.6 Fragentyp C

In der postoperativen Infusionstherapie dürfen nur Kaliumfreie Lösungen verabreicht werden,

weil

durch Operation und Narkose Transmineralisation eingetreten sein kann.

1.196 6.1.6 Fragentyp C

Zur Vermeidung der Hypotension bei Einleitung einer Neuroleptanaesthesie empfiehlt sich die prophylaktische Verabreichung von 500 ml einer 6%igen Dextranlösung,

weil

durch die Infusion von 500 ml 6%igem Dextran eine Vergrößerung des Plasmaraumes erzielt wird.

1.197   6.1.6   Fragentyp C

Die postoperative Infusionstherapie mit Aminosäurelösungen schließt die Verabreichung von Energieträgern (Glucose, Fructose, Xylit, Sorbit) ein,

weil

ohne gleichzeitige Verabreichung von Energieträgern die Aminosäuren überwiegend katabolisiert werden.

1.198   6.1.6   Fragentyp A1

Nach einer Empfehlung der Arzneimittelkommission der deutschen Ärzteschaft sollen Glucose, Fructose, Sorbit bzw. Xylit während einer parenteralen Ernährung in einem bestimmten Verhältnis zueinander verabreicht werden.
Wie ist das empfohlene Verhältnis?

A. 3 : 2 : 1

B. 2 : 1 : 1

C. 1 : 2 : 2

D. 1 : 1 : 1

1.199   6.1.6   Fragentyp C

Greise und Säuglinge haben einen relativ niedrigen Flüssigkeitsbedarf,

weil

Greise und Säuglinge eine relativ geringe Wasserspeicherkapazität haben.

1.200   6.1.6   Fragentyp A2

Welche Aussage trifft nicht zu?
Ein intraoperativer Blutvolumenverlust von 600 ml wird bei einem 65jährigen adipösen Patient mit einem Ausgangs-Hgb-Wert von 12 g%

A. durch 6%igen Dextranlösung ersetzt

B. durch Hydroxyäthylstärke-Lösung ersetzt

C. durch 1000 ml Ringer-Lactat-Lösung ersetzt

D. durch Bluttransfusion ersetzt

1.7 Gefahren und Komplikationen der Allgemein- und Regionalanaesthesie

1.201   6.1.7   Fragentyp A1

Welche Aussage trifft zu?
Bei der Einleitung einer Anaesthesie zur Schnittentbindung kommt es in normaler Rückenlage zu einem bedrohlichen Blutdruckabfall. Die erste Maßnahmen des Anaesthesisten ist:

A. Kopftieflagerung

B. rechte Seitenlagerung

C. linke Seitenlagerung

D. intravenöse Injektion von Kreislaufmitteln

E. Volumensubstitution

1.202   6.1.7   Fragentyp D

Das Auftreten einer kardialen Arrhythmie bei Einleitung einer Intubationsnarkose kann hervorgerufen werden durch

1) eine Unterdosierung der Narkosemittel
2) eine Hypoxie
3) eine respiratorische Acidose
4) eine Überdosierung von Narkosemitteln

Wählen Sie bitte die zutreffende Aussagenkombination.

A. Keine Aussage trifft zu

B. Nur 1 und 3 sind richtig

C. Nur 2 und 3 sind richtig

D. Nur 1, 3 und 4 sind richtig

E. Alle Aussagen sind richtig

1.203   6.1.7   Fragentyp C

Der Blutdruck stark dehydrierter Patienten kann schon bei der Narkoseeinleitung abfallen,

weil

bereits eine geringe periphere Gefäßerweiterung ausreicht, um einen latenten Volumenmangel hämodynamisch wirksam werden zu lassen.

1.204   6.1.7   Fragentyp A1

Ein plötzlich auftretender unerklärlicher Blutdruckabfall während der Anaesthesie bei einer Hochschwangeren erfordert folgende Erstmaßnahme:

A. Herzmassage
B. Intubation und künstliche Beatmung
C. linke Seitenlagerung
D. Druckinfusion von Plasma oder dessen Ersatzmittel
E. Schocklagerung

1.205   6.1.7   Fragentyp A2

Welche Aussage trifft nicht zu?
Die nachfolgend genannten Mittel fördern die Herzleistung bei Herzversagen während einer Operation:

A. Isoprenalin (Alupent)
B. Adrenalin
C. Calciumchlorid
D. Kaliumchlorid
E. Digoxin

1.206   6.1.7   Fragentyp D

Bei einem nicht vorbehandelten Phäochromocytom sind zur Vermeidung extremer hämodynamischer Reaktionen schon vor dem Beginn der Operation folgende Medikamente bereitzustellen:

1) Noradrenalin (Arterenol)
2) Phentolamin (Regitin)
3) β-Receptorenblocker
4) Blut- und Blutersatzmittel

Wählen Sie bitte die zutreffende Aussagenkombination.

A. Keine Aussage trifft zu
B. Nur 1 und 3 sind richtig
C. Nur 2 und 3 sind richtig
D. Nur 1, 3 und 4 sind richtig
E. Alle Aussagen sind richtig

1.207	6.1.7	Fragentyp C

Halothan ist ein ungefährliches Anaesthetikum,

weil

eine Narkose mit diesem Mittel leicht steuerbar ist.

1.208	6.1.7	Fragentyp D

Kurzfristig wiederholte Gaben von Succinylcholin oder seine Verabfolgung im Dauertropf können zur Folge haben

1) eine prolongierte Wirkung infolge Pseudocholinesterasemangel
2) Unwirksamwerden von Prostigmin als Antidot
3) exzessive Bradykardie
4) erhöhte Blutungsbereitschaft

Wählen Sie bitte die zutreffende Aussagenkombination.

A. Keine Aussage trifft zu
B. Nur 1 und 3 sind richtig
C. Nur 2 und 3 sind richtig
D. Nur 1, 3 und 4 sind richtig
E. Alle Aussagen sind richtig

1.209   6.1.7   Fragentyp D

Bei einer Überdosierung von Halothan sind folgende Maßnahmen erforderlich:

1) sofortiges Abstellen der Halothanzufuhr
2) intravenöse Injektion von 1 mg Noradrenalin
3) Abstellen der N_2O-Zufuhr
4) Beatmung mit Sauerstoff bei 10 l/min Frischgaszufluß

Wählen Sie bitte die zutreffende Aussagenkombination.

A. Keine Aussage trifft zu
B. Nur 1 und 3 sind richtig
C. Nur 2 und 3 sind richtig
D. Nur 1, 3 und 4 sind richtig
E. Alle Aussagen sind richtig

1.210   6.1.7   Fragentyp D

Zeichen einer Verlegung der Lichtung des Endotrachealtubus sind:

1) Anstieg des Beatmungsdrucks
2) Hustenreiz
3) bei Spontanatmung: paradoxe Atmung
4) fehlender Gasrückstrom vom Patienten in der Exspirationsphase

Wählen Sie bitte die zutreffende Aussagenkombination.

A. Keine Aussage trifft zu
B. Nur 1 und 3 sind richtig
C. Nur 2 und 3 sind richtig
D. Nur 1, 3 und 4 sind richtig
E. Alle Aussagen sind richtig

1.211   6.1.7   Fragentyp A1

Eine während der Narkose plötzlich auftretende Cyanose erfordert:

A. sorgfältige Überprüfung des Narkosegeräts
B. sofortige Unterbrechung der Verbindung zwischen Narkoseapparat und Endotrachealtubus, Beatmung mit Sauerstoff
C. Beschaffung einer neuen Sauerstoffflasche
D. Abstellen des Lachgaszuflusses
E. Kohlensäureabsorberwechsel

1.212   6.1.7   Fragentyp D

Zeichen der Halothan-Überdosierung sind:

1) Sinusbradykardie
2) Extrasystolen
3) Hypotonie
4) erweiterte Pupillen

Wählen Sie bitte die zutreffende Aussagenkombination.

A. Keine Aussage trifft zu
B. Nur 1 und 3 sind richtig
C. Nur 2 und 3 sind richtig
D. Nur 1, 3 und 4 sind richtig
E. Alle Aussagen sind richtig

1.213   6.1.7   Fragentyp A1

Welches ist das sicherste System zur Verhütung einer Luftembolie bei Drucktransfusionen:

A. die Verwendung von Plastikblutbeuteln (geschlossenes System)
B. Drucksystem mit T-Stück
C. Kugelventil in der Transfusionskammer
D. Fotozelle mit elektronischer Ventilsteuerung
E. Wägemechanismus

1.214   6.1.7   Fragentyp D

Welche Nerven sind durch Lagerung auf dem Operationstisch durch Druckschädigung besonders gefährdet:

1) N. ulnaris
2) N. ischiadicus
3) Plexus brachialis
4) N. peronaeus

Wählen Sie bitte die zutreffende Aussagenkombination.

A. Keine Aussage trifft zu
B. Nur 1 und 3 sind richtig
C. Nur 2 und 3 sind richtig
D. Nur 1, 3 und 4 sind richtig
E. Alle Aussagen sind richtig

1.215   6.1.7   Fragentyp A1

Wie verhält man sich, um die festgesetzte Schutzkappe des Anschlußstutzens einer Sauerstoffflasche zu öffnen?

A. Einsprühen mit Kriechöl
B. Gewaltsames Öffnen mit einem Schraubenschlüssel
C. Unterlassung eines Öffnungsversuchs
D. Schläge mit Hammer und Meißel
E. Erwärmung der Kappe mit heißem Wasser

1.216   6.1.7   Fragentyp C

Halothan gehört nicht zu den brennbaren Stoffen,

weil

Halothan in Gegenwart von Sauerstoff nicht zündbar ist.

1.217   6.1.7   Fragentyp D

Welche Gasgemische sind besonders explosibel?

1) Halothan - Sauerstoff
2) Äther - Sauerstoff
3) Cyclopropan - Sauerstoff
4) Lachgas - Sauerstoff

Wählen Sie bitte die zutreffende Aussagenkombination.

A. Keine Aussage trifft zu
B. Nur 1 und 3 sind richtig
C. Nur 2 und 3 sind richtig
D. Nur 1, 3 und 4 sind richtig
E. Alle Aussagen sind richtig

1.218   6.1.7   Fragentyp D

Welche Narkosemittel sind brennbar:

1) Diäthyläther
2) Penthrane
3) Cyclopropan
4) Divinyläther

Wählen Sie bitte die zutreffende Aussagenkombination.

A. Keine Aussage trifft zu
B. Nur 1 und 3 sind richtig
C. Nur 2 und 3 sind richtig
D. Nur 1, 3 und 4 sind richtig
E. Alle Aussagen sind richtig

1.219   6.1.7   Fragentyp D

Wie können beim Umgang mit Sauerstoffgasflaschen besonders leicht Brand und Explosion entstehen?

1) Durch Erwärmung in stark geheizten Räumen
2) Durch Hinfallen der Flaschen
3) Durch Fett am Anschlußgewinde
4) Beim Öffnen der Schraubverschlüsse mit Werkzeugen

Wählen Sie bitte die zutreffende Aussagenkombination.

A. Keine Aussage trifft zu
B. Nur 1 und 3 sind richtig
C. Nur 2 und 3 sind richtig
D. Nur 1, 3 und 4 sind richtig
E. Alle Aussagen sind richtig

1.220   6.1.7   Fragentyp A1

Als toxische Reaktion nach der Applikation eines Lokalanaestheticums kommt es zu Krämpfen, Koma und Atemstillstand. Welche Sofortmaßnahmen müssen angewendet werden:

A. Sauerstoffgabe, Flachlagerung und Barbiturate i.v.
B. Beatmung mit Sauerstoff, Flachlagerung und Barbiturate i.v.
C. Atemspende, äußere Herzmassage und Adrenalin i.v.
D. Adrenalin i.v., Flachlagerung und Intubation
E. Atemanaleptica i.v., Coramin i.c., Brustkorbkompressionen

1.221   1.224
1.222   1.225
1.223   6.1.7   Fragentyp B

Bitte ordnen Sie den in Liste 1 genannten Methoden der Regionalanaesthesie typische Komplikationen der Liste 2 zu.

Liste 1

1.206 Supraclaviculäre Plexusanaesthesie

1.207 Spinalanaesthesie

1.208 Infiltrationsanaesthesie zur Tonsillektomie

1.209 Periduralanaesthesie

1.210 Periphere Leitungsanaesthesie

Liste 2

A. Postoperativer Kopfschmerz
B. Intravasale Injektion
C. Pneumothorax
D. Keine typischen Komplikationen
E. Blutdruckabfall

1.226   6.1.7   Fragentyp D

Mehrere Komponenten fördern das Auftreten von Kopfschmerzen nach Spinalanaesthesie:

1) der Durchmesser der Spinalnadel
2) die Art des Lokalanaestheticums
3) die postoperative Frühmobilisation des Patienten
4) das Segment, in dem die Dura puntiert wird

Wählen Sie bitte die zutreffende Aussagenkombination.

A. Keine Aussage trifft zu
B. Nur 1 und 3 sind richtig
C. Nur 2 und 3 sind richtig
D. Nur 1, 3 und 4 sind richtig
E. Alle Aussagen sind richtig

1.227 6.1.7 Fragentyp D

Welche Organe sind bei der akuten Symptomatik (Krämpfe, Koma, Schock, Atem- und Kreislaufstillstand) einer toxischen Reaktion auf Lokalanaesthetica beteiligt?

1) Lunge
2) Herz
3) Gehirn
4) Leber

Wählen Sie bitte die zutreffende Aussagenkombination.

A. Keine Aussage trifft zu
B. Nur 1 und 3 sind richtig
C. Nur 2 und 3 sind richtig
D. Nur 1, 3 und 4 sind richtig
E. Alle Aussagen sind richtig

1.228 6.1.7 Fragentyp A1

Wodurch wird das Auftreten von Krämpfen während oder wenige Sekunden nach der Injektion eines Lokalanaestheticums verursacht?

A. Intravasale Injektion
B. Anaphylaxie
C. Mechanische Läsion von Nervengewebe
D. Hypersensibilität
E. Tachyphylaxie

1.229 6.1.7 Fragentyp D

Nach welchen chirurgischen Eingriffen ist regelmäßig auch bei Lungengesunden über einige Tage eine Einschränkung der Lungenfunktion blutgasanalytisch festzustellen?

1) Totalplastik des Hüftgelenks
2) Eingriffe im oberen Abdomen
3) Thorakotomie
4) Eingriffe im unteren Abdomen

Wählen Sie bitte die zutreffende Aussagenkombination.

A. Keine Aussage trifft zu
B. Nur 1 und 3 sind richtig
C. Nur 2 und 3 sind richtig
D. Nur 1, 3 und 4 sind richtig
E. Alle Aussagen sind richtig

1.230   6.1.7   Fragentyp A2

Welche Aussage trifft nicht zu?
Absolute Indikationen zur Durchführung einer Intensivtherapie bestehen bei Patienten mit

A. pulmonaler Globalinsuffizienz nach Hysterektomie
B. Lungenkontusion bei Rippenserienfrakturen und paradoxer Atmung
C. Contusio cerebri, Streckkrämpfen, respiratorischer Insuffizienz
D. schwerer Anämie (Hb-Wert 6 g%) infolge intraoperativer Blutung
E. Oligurie, Bewußtlosigkeit als Zustand nach Reanimation

1.231   6.1.7   Fragentyp F

Bei einem Patienten tritt wegen schwerer intraoperativer Blutung ein Herzstillstand ein.
Da nach erfolgreicher Reanimation und Beendigung der Operation bei dem Kranken weiterhin Bewußtlosigkeit, respiratorische Insuffizienz und auch Streckkrämpfe bestehen, erfolgt die weitere Behandlung auf der

A. Wachstation (intensive Überwachung)
B. Aufwachstation
C. Intensivbehandlungsstation
D. normalen Pflegeeinheit
E. Isolierstation

1.232   6.1.7   Fragentyp D

Auf welcher der nachfolgend genannten Behandlungseinheiten soll der Anaesthesist die leitende Funktion in der Regel übernehmen?

1) Aufwachraum
2) Postoperative Wachstation
3) Interdisziplinäre Intensivstation
4) Dialysestation

Wählen Sie bitte die zutreffende Aussagenkombination.

A. Keine Aussage trifft zu
B. Nur 1 und 3 sind richtig
C. Nur 2 und 3 sind richtig
D. Nur 1, 3 und 4 sind richtig
E. Alle Aussagen sind richtig

1.233 1.236
1.234 1.237
1.235   6.1.7   Fragentyp B

Ordnen Sie bitte nachfolgend genannten Pflege- und Behandlungseinheiten (Liste 1) ihren besonderen Aufgaben (Liste 2) zu

Liste 1

1.218 Normale Pflegestation
1.219 Aufwachstation
1.220 Wachstation (intensive Überwachung)
1.221 Intensivbehandlungsstation
1.222 Isolierstation

Liste 2

A. Erhaltung, Wiederherstellung bzw. Substitution vitaler Funktionen
B. Spezialpflege, kontinuierliche (apparative Überwachung) vitaler Funktionen
C. Beobachtung und Behandlung bis zum Erwachen aus der Narkose

D. Behandlung ansteckender Krankheiten ohne Störung vitaler Funktionen

E. Pflege und Behandlung einer Krankheit ohne Störung der Vitalfunktionen

---

1.238   6.1.7   Fragentyp D

Welche nachfolgend genannten Störungen müssen als thanatogenetische Faktoren angesehen werden?

1) Die des Herz-Kreislauf-Systems
2) Die der Atmung
3) Die der Niere
4) Die des Wasser-Elektrolyt- und Säure-Basen-Haushaltes

Wählen Sie bitte die zutreffende Aussagenkombination.

A. Keine Aussage trifft zu
B. Nur 1 und 3 sind richtig
C. Nur 2 und 3 sind richtig
D. Nur 1, 3 und 4 sind richtig
E. Alle Aussagen sind richtig

1.239   6.1.7   Fragentyp A1

Welche der unten genannten Therapieformen ist die einzig erfolgversprechende zur Behandlung der akut lebensbedrohlichen Störungen vitaler Funktionen?

A. Inhalationstherapie
B. Intubation
C. Infusionstherapie
D. Intensivtherapie
E. Intensive Überwachung

1.240   6.1.7   Fragentyp A1

Wie hoch ist der Bedarf pro Bett an ausgebildeten Pflege-
kräften auf einer Intensivbehandlungseinheit?

A. 0,5 - 1
B. 1 - 2
C. 2 - 3
D. 3 - 4
E. 4 - 5

1.241   6.1.7   Fragentyp A1

Wie hoch ist die optimale Bettenzahl einer Intensivbehandlungseinheit?

A. 2 - 4
B. 4 - 8
C. 8 - 12
D. 12 - 16
E. 16 - 20

1.242   6.1.7   Fragentyp A1

Von der Gesamtbettenzahl eines Krankenhauses müssen für
eine Intensivtherapiestation veranschlagt werden:

A. 0,5 %
B. 1 - 3%
C. 3 - 5%
D. 5 - 7%
E. 7 - 10%

1.243   6.1.7   Fragentyp D

Vitale Funktionen im menschlichen Organismus sind die

1) des Herz-Kreislauf-Systems
2) der Atmung
3) der Niere
4) des Wasser-Elektrolyt-Haushalts
5) des Säure-Basen-Haushalts

Wählen Sie bitte die zutreffende Aussagenkombination.

A. Keine Aussage trifft zu
B. Nur 1 und 3 sind richtig
C. Nur 2 und 3 sind richtig
D. Nur 1, 3 und 4 sind richtig
E. Alle Aussagen sind richtig

2. Akut lebensbedrohliche Zustände, Grundlagen der Intensivmedizin

2.1 Respiratorische Insuffizienz

2.1.1 Ursachen und Störfaktoren

2.001   7.1.1   Fragentyp A1

Eine paradoxe Atmung findet sich bei

A. metabolischer Acidose
B. Atelektase
C. Verlegung der oberen Luftwege
D. Phrenicusparese
E. Ascites

2.002   7.1.1   Fragentyp A1

Welche Lungenerkrankung führt am häufigsten zu postoperativen pulmonalen Komplikationen?

A. Die Pleuraschwarte
B. Akute Bronchitis
C. Lungenfibrose
D. Abgeheilte Tuberkulose
E. Obstruktive Emphysembronchitis

2.003　　　　　　　　7.1.1　　　　　　　Fragentyp A2

Welche Aussage trifft nicht zu?
Bei folgenden Krankheitszuständen tritt eine respiratorische Acidose auf:

A. Rippenserienfraktur
B. Lungenödem
C. Lungenemphysem
D. Schlafmittelvergiftung
E. Hypocalcämische Tetanie

2.004　　　　　　　　7.1.1　　　　　　　Fragentyp D

Zu Beginn eines postoperativen akuten Nierenversagens müssen folgende Störungen durch die Behandlung vermieden werden:

1) Acidose
2) Alkalose
3) Hyperhydratation
4) Hyperkaliämie

Wählen Sie bitte die zutreffende Aussagenkombination.

A. Keine Aussage trifft zu
B. Nur 1 und 3 sind richtig
C. Nur 2 und 3 sind richtig
D. Nur 1, 3 und 4 sind richtig
E. Alle Aussagen sind richtig

2.005　　　　　　　　7.1.1　　　　　　　Fragentyp A1

Welche der hier genannten Veränderungen der Lungenfunktion ist die häufigste Ursache für eine postoperative Störung des Gasaustausches?

A. Verringerung der Diffusionskapazität
B. Erhöhung des funktionellen Totraumes
C. Erhöhter Luftwegwiderstand
D. Ungleichmäßige alveoläre Ventilation
E. Erhöhung des funktionellen Residualvolumens

2.1.2 Klinische Leitsymptome, Sofortdiagnostik, erweiterte Diagnostik

2.006   7.1.2   Fragentyp D

Bei welchen Krankheitsbildern ist mit Intubationsschwierigkeiten zu rechnen:

1) Mikrogenie
2) Pierre-Robin-Syndrom
3) Morbus Bechterew
4) Zungengrundtumoren

Wählen Sie bitte die zutreffende Aussagenkombination.

A. Keine Aussage trifft zu
B. Nur 1 und 3 sind richtig
C. Nur 2 und 3 sind richtig
D. Nur 1, 3 und 4 sind richtig
E. Alle Aussagen sind richtig

2.007   7.1.2   Fragentyp A1

In welchem Größenbereich liegt das normale Atemvolumen eines gesunden Erwachsenen?

A. 5 - 6 l/min
B. 6 - 10 l/min
C. 8 - 12 l/min
D. 10 - 15 l/min
E. 12 - 18 l/min

2.008 7.1.2 Fragentyp A1

Was ist in erster Linie zu tun, wenn unter künstlicher
Beatmung eine Hypoxie nachgewiesen wird?

A. Erhöhung des Atemminutenvolumens
B. Bluttransfusion
C. Änderung des Atemzeitquotienten
D. Erhöhung der Sauerstoffzufuhr zur Beatmungsluft
E. Erhöhung der Atemfrequenz

2.009 7.1.2 Fragentyp A1

In welcher Größenordnung liegt der Beatmungsdruck bei
Säuglingen und Kleinkindern für ein altersentsprechen-
des Ventilationsvolumen unter der Voraussetzung normaler Widerstände des Thorax-Lungen-Systems?

A. 5 - 10 cm H_2O
B. 10 - 20 cm H_2O
C. 20 - 30 cm H_2O
D. 30 - 40 cm H_2O
E. 40 - 50 cm H_2O

2.010 7.1.2 Fragentyp A1

In welchem Größenbereich liegt der Beatmungsdruck bei
einem Erwachsenen für ein normales Ventilationsvolumen
unter der Voraussetzung normaler Widerstände des Thorax-Lungen-Systems?

A. 5 - 10 cm H_2O
B. 10 - 20 cm H_2O
C. 20 - 30 cm H_2O
D. 30 - 40 cm H_2O
E. 40 - 50 cm H_2O

2.011 7.1.2 Fragentyp D

Welche Größen bestimmen das erforderliche Ventilationsvolumen des beatmeten Patienten (Ventilationsvolumen-Exspirationsvolumen)?

1) Grundumsatz bzw. Energieumsatz
2) Atemzeitquotient
3) Atemfrequenz
4) Funktioneller Totraum

Wählen Sie bitte die zutreffende Aussagenkombination.

A. Keine Aussage trifft zu
B. Nur 1 und 3 sind richtig
C. Nur 2 und 3 sind richtig
D. Nur 1, 3 und 4 sind richtig
E. Alle Aussagen sind richtig

2.012 7.1.2 Fragentyp D

Wovon hängt die effektive alveolare Ventilation eines beatmeten Patienten bei gegebenem Atemminutenvolumen ab?

1) Vom Strömungswiderstand des Beatmungssystems
2) Von der Atemfrequenz
3) Vom funktionellen Totraum
4) Vom Beatmungsdruck

Wählen Sie bitte die zutreffende Aussagenkombination.

A. Keine Aussage trifft zu
B. Nur 1 und 3 sind richtig
C. Nur 2 und 3 sind richtig
D. Nur 1, 3 und 4 sind richtig
E. Alle Aussagen sind richtig

2.013	7.1.2	Fragentyp A1

Durch welche Beobachtungsgrößen kann die Effektivität einer Beatmung am besten kontrolliert werden?

A. Beatmungsdruck
B. Puls und Blutdruck
C. Atemminutenvolumen
D. Bestimmung von PaO_2 und $PaCO_2$
E. Leitfähigkeit der Haut

2.014
2.015	7.1.2	Fragentyp B

Welche Kohlensäurepartialdrucke im Blut der Liste 1 weisen mit welchen Sauerstoffpartialdrucken im Blut (Liste 2) auf das Bestehen einer alveolären Hypoventilation hin?

Liste 1 ($PaCO_2$)

2.014 55 mm Hg
2.015 68 mm Hg

Liste 2 (PaO_2)

A. 44 mm Hg
B. 40 mm Hg
C. 92 mm Hg
D. 54 mm Hg
E. 107 mm Hg

2.016	7.1.2	Fragentyp A1

In welchem Größenbereich liegen die Normalwerte für den arteriellen CO_2-Partialdruck bei Erwachsenen bis zum 60. Lebensjahr?

A. 25 - 35 mm Hg
B. 30 - 40 mm Hg
C. 35 - 45 mm Hg
D. 40 - 50 mm Hg
E. 45 - 55 mm Hg

2.017 7.1.2 Fragentyp A1

In welchem Größenbereich liegt der Sauerstoffpartialdruck im arteriellen Blut unter Luftatmung beim lungengesunden Erwachsenen bis zum 60. Lebensjahr?

A. 45 - 60 mm Hg
B. 50 - 70 mm Hg
C. 60 - 80 mm Hg
D. 75 - 100 mm Hg
E. 90 - 120 mm Hg

2.018 7.1.2 Fragentyp D

Welche Einflüsse auf die Hämodynamik hat eine intermittierende positive Druckbeatmung (IPPB)?

1) Erhöhung des diastolischen Drucks
2) Senkung des Schlagvolumens
3) Erhöhung des intrapulmonalen Gefäßwiderstands
4) Senkung des zentralvenösen Drucks

Wählen Sie bitte die zutreffende Aussagenkombination.

A. Keine Aussage trifft zu
B. Nur 1 und 3 sind richtig
C. Nur 2 und 3 sind richtig
D. Nur 1, 3 und 4 sind richtig
E. Alle Aussagen sind richtig

2.019 7.1.2 Fragentyp A1

Bei welchem der folgenden intra-alveolären Beatmungsdrucke wird der normale systolische Druck der A. pulmonalis überschritten?

A. 10 cm H_2O
B. 15 cm H_2O
C. 30 cm H_2O
D. 45 cm H_2O
E. 50 cm H_2O

2.020	7.1.2	Fragentyp A1

Cyanose wird sichtbar bei

A. respiratorischer Acidose
B. Abfall der arteriellen CO_2-Spannung
C. Anstieg der Konzentration von reduziertem Hämoglobin
D. Anstieg der arteriellen CO_2-Spannung
E. keiner dieser Voraussetzungen

2.021	7.1.2	Fragentyp A3

Bei einem wachen und ansprechbaren Patienten 2 Stunden nach Beendigung einer Magenresektion ergibt die Blutgasanalyse folgende Werte:

pH 7,27; pO_2 47; pCO_2 68 Torr; BE +3 mval/l
Die beste Therapie besteht in:

A. sofortiger Infusion von Natriumbicarbonat oder THAM-Lösung
B. Injektion eines sog. Atemanalepticums
C. sofortiger Tracheotomie
D. Sauerstoffzufuhr über eine Nasensonde
E. endotrachealer Intubation und Beatmung

2.022	7.1.2	Fragentyp A1

Woran erkennen Sie anhand der Blutgasanalyse eine respiratorische Verteilungsstörung in der Lunge?

A. Abfall des O_2-Partialdrucks
B. Anstieg des CO_2-Partialdrucks
C. Kombination von Abfall des O_2- und Anstieg des CO_2-Partialdrucks
D. Abfall des O_2-Drucks und Abfall des CO_2-Drucks
E. Abfall des pH-Wertes

| 2.023 | 7.1.2 | Fragentyp A1 |

Eine respiratorische Acidose ist blutgasanalytisch gekennzeichnet durch

A. pH-Anstieg und pCO_2-Anstieg
B. pH-Abfall und pCO_2-Abfall
C. pH-Abfall und pCO_2-Anstieg
D. pH-Anstieg und pCO_2-Abfall
E. pCO_2-Abfall und pO_2-Anstieg

2.1.3 Grundzüge der Therapie

| 2.024 | 7.1.3 | Fragentyp D |

Maßnahmen zur Freihaltung der Atemwege sind stets notwendig

1) in Narkose
2) im Schock
3) bei Bewußtlosigkeit
4) bei Pneumothorax

Wählen Sie bitte die zutreffende Aussagenkombination.

A. Keine Aussage trifft zu
B. Nur 1 und 3 sind richtig
C. Nur 2 und 3 sind richtig
D. Nur 1, 3 und 4 sind richtig
E. Alle Aussagen sind richtig

2.025 7.1.3 Fragentyp A1

Warum muß man das Beatmungsvolumen pro min bei Anwendung eines Respirators bei den meisten Patienten über dem normalen Atemvolumen pro min liegen?

A. Wegen Erhöhung des Residualvolumens
B. Wegen Erhöhung des funktionellen Totraums
C. Wegen Zunahme der pulmonalen arteriovenösen Kurzschlußdurchblutung
D. Wegen Abnahme der Compliance
E. Wegen Verkleinerung der pulmonalen Gasaustauschfläche durch Atelektasenbildung

2.026 7.1.3 Fragentyp C

Die Anwendung eines Atemanalepticums ist bei einer postoperativen globalen Ateminsuffizienz mit dekompensierter respiratorischer Acidose der endotrachealen Intubation und Beatmung vorzuziehen,

weil

Atemanaleptica die Sauerstofftransportkapazität des Blutes erhöhen.

2.027 7.1.3 Fragentyp A2

Welche Aussage trifft nicht zu?
Bei Atelektasen sind folgende Behandlungen sinnvoll:

A. endobronchiales Absaugen
B. Beatmungsinhalation
C. Lagerung
D. Dämpfung des Hustenreizes
E. Atemgymnastik

2.028   7.1.3   Fragentyp A2

Welche Aussage trifft nicht zu?
Bei welchen Erkrankungen läßt man den Patienten Sauerstoff atmen?

A. Schockzustand

B. Akute Anämie (Hb 6 g%)

C. Pulmonale Globalinsuffizienz

D. Akute Herzinsuffizienz mit Diffusionsstörung

E. Respiratorische Verteilungsstörung

2.029   7.1.3   Fragentyp A1

Wann muß eine endotracheale Intubation durch Tracheotomie ersetzt werden?

A. Nach 24 Stunden

B. Nach 48 Stunden

C. Nach 72 Stunden

D. Nach 14 Tagen

E. Die Entscheidung über den Zeitpunkt zur Tracheotomie muß individuell erfolgen

2.030   7.1.3   Fragentyp A2

Welche Aussage trifft nicht zu?
Ein hoher Beatmungsdruck ist erforderlich

A. bei Stenose im Tracheo-Bronchialsystem

B. beim bullösen Emphysem

C. um Atelektasen aufzublähen

D. bei Abnahme der Compliance

E. bei englumigem Endotrachealtubus

2.031   7.1.3   Fragentyp D

Welche der genannten Methoden müssen zur Einstellung der maschinellen Beatmung eines Patienten mit respiratorischer Insuffizienz gleichzeitig angewendet werden?

1) Bestimmung der Atemfrequenz
2) Berechnung der Compliance
3) Arterielle Blutgasanalyse
4) Spirometrische Bestimmung des Atemhubvolumens

Wählen Sie bitte die zutreffende Aussagenkombination.

A. Keine Aussage trifft zu
B. Nur 1 und 3 sind richtig
C. Nur 2 und 3 sind richtig
D. Nur 1, 3 und 4 sind richtig
E. Alle Aussagen sind richtig

2.032   7.1.3   Fragentyp D

Während der Beatmung kommt es bei einem Patienten zu einem zunehmenden Abfall des Sauerstoffpartialdrucks im Blut. Welche Form der Beatmung würden Sie anwenden?

1) Druckgesteuerte Beatmung
2) Volumengesteuerte Beatmung
3) Die Einschaltung eines positiven endexspiratorischen Drucks (PEEP)
4) Wechseldruckbeatmung

Wählen Sie bitte die zutreffende Aussagenkombination.

A. Keine Aussage trifft zu
B. Nur 1 und 3 sind richtig
C. Nur 2 und 3 sind richtig
D. Nur 1, 3 und 4 sind richtig
E. Alle Aussagen sind richtig

2.033	7.1.3	Fragentyp C

Zur Beatmungsinhalation sollte man am besten volumengesteuerte Geräte verwenden,

weil

volumengesteuerte Geräte einen konstanten vorgewählten Druck erzeugen.

2.034	7.1.3	Fragentyp A1

Für welchen Feuchtigkeitsgrad der Atemluft muß man bei intubierten oder tracheotomierten Patienten sorgen, um den Ciliarapparat des Tracheobronchialsystems funktionstüchtig zu halten?

A. Mindestens 40% relative Feuchte
B. 100% relative Feuchte
C. 70% relative Feuchte
D. Normale Raumluft
E. Die Feuchtigkeit spielt im allgemeinen keine Rolle

2.035	7.1.3	Fragentyp D

Welche Nachteile haben Ultraschallaerosole?

1) Überwässerung
2) Überhitzung
3) Verbringung von pathogenen Keimen bis in die Alveolen
4) Veränderung von Medikamenten

Wählen Sie bitte die zutreffende Aussagenkombination.

A. Keine Aussage trifft zu
B. Nur 1 und 3 sind richtig
C. Nur 2 und 3 sind richtig
D. Nur 1, 3 und 4 sind richtig
E. Alle Aussagen sind richtig

2.036	2.039		
2.037	2.040		
2.038		7.1.3	Fragentyp B

Für welche Krankheitszustände (Liste 1) sind die Medikamentengruppen bzw. Maßnahmen der Liste 2 indiziert?

Liste 1

2.036 Störung der Cilientätigkeit

2.037 Schleimhautentzündung

2.038 Zäher Sekretbelag

2.039 Bronchospasmus

2.040 Bakterielle Infektionen

Liste 2

A. Sympathicomimetica

B. Sekretolytica

C. Befeuchtung der Atemwege

D. Corticoide

E. Antibiotica

2.041	7.1.3	Fragentyp A1

Welche der folgenden physikalischen Größen ist für eine optimale Befeuchtung der tiefen Atemwege bei Anwendung von Aerosolverneblern in erster Linie entscheidend?

A. Temperatur der Inspirationsluft

B. Strömungsgeschwindigkeit der Inspirationsluft im Vernebler

C. Teilchengröße des Aerosols

D. Wassertemperatur im Vernebler

E. Atmosphärischer Druck

2.042 7.1.3 Fragentyp D

Nennen Sie typische Komplikationen der Respiratortherapie:

1) Pneumonie
2) Lungenembolie
3) Sekretverlegung des Bronchialsystems
4) Atelektasen

Wählen Sie bitte die zutreffende Aussagenkombination.

A. Keine Aussage trifft zu
B. Nur 1 und 3 sind richtig
C. Nur 2 und 3 sind richtig
D. Nur 1, 3 und 4 sind richtig
E. Alle Aussagen sind richtig

2.043 7.1.3 Fragentyp A1

Welches ist das empfindlichste Kriterium für eine alveoläre Hypoventilation im Verlauf einer Respiratortherapie?

A. Verschlechterung der arteriellen Sauerstoffsättigung
B. Abfall des Atemminutenvolumens
C. Anstieg des Beatmungsdrucks
D. Puls- und/oder Blutdruckanstieg
E. Anstieg der CO_2-Spannung im arteriellen Blut

2.044 7.1.3 Fragentyp A1

Mit welchen Keimen hat man bei Beatmungspatienten im Tracheobronchialsystem vorwiegend zu rechnen?

A. Viren
B. Grampositive Keimen
C. Gramnegative Keimen
D. Pilzen
E. Trachea und Bronchialbaum sind im allgemeinen steril

2.045   7.1.3   Fragentyp A1

Das Absaugen des Sekrets bei tracheotomierten Patienten erfolgt

A. unsteril, da der Selbstreinigungsmechanismus wie bei der Nasenatmung intakt bleibt
B. unter streng sterilen Kautelen
C. ist nicht erforderlich, da der Hustenmechanismus intakt bleibt
D. soll täglich einmal beim Wechsel der Kanüle vorgenommen werden
E. soll mit möglichst weitlumigem Katheter erfolgen, soweit diese noch die Tracheakanüle passieren können

2.046   7.1.3   Fragentyp D

Bei der Beatmung von Patienten mit Brustwandfrakturen und Lungenkontusion ist vor allem auf folgende Beatmungskomplikationen zu achten:

1) Arrosion einer Intercostalarterie
2) Spannungspneumothorax
3) Hautemphysem
4) Luftembolie

Wählen Sie bitte die zutreffende Aussagenkombination.

A. Keine Aussage trifft zu
B. Nur 1 und 3 sind richtig
C. Nur 2 und 3 sind richtig
D. Nur 1, 3 und 4 sind richtig
E. Alle Aussagen sind richtig

2.2 Kardiozirkulatorische Insuffizienz

2.2.1 Ursachen, Pathophysiologie

2.047   7.2.1   Fragentyp C

Die Behandlung eines hypovolämischen Schocks mit Noradrenalin ist kontraindiziert,

weil

Catecholamine bei erniedrigtem pH (Acidose) weniger wirksam sind.

2.048   7.2.1   Fragentyp A1

Welche Aussage trifft zu?
Eine charakteristische, diagnostisch leicht erfaßbare hämodynamische Frühreaktion auf arterielle Hypoxie ist

A. nicht bekannt
B. der Anstieg von Blutdruck und Pulsfrequenz
C. der Anstieg von Blutdruck und Abfall von Pulsfrequenz
D. der Abfall von Blutdruck und Anstieg von Pulsfrequenz
E. der Abfall von Blutdruck und Abfall von Pulsfrequenz

2.049   7.2.1   Fragentyp A1

Die günstige Wirkung von Papaverin bei Lungenembolie beruht in erster Linie auf

A. seiner die Atmung stimulierenden Wirkung
B. Erweiterung der Pulmonalgefäße
C. Dilatation im Cerebralstromgebiet
D. seiner ausgeprägten analgetischen Wirkung
E. seiner bronchodilatatorischen Wirkung

2.050   7.2.1   Fragentyp D

Welches sind Symptome der Luftembolie?

1) Bewußtlosigkeit
2) Flush
3) Pupillenerweiterung
4) Herzgeräusche

Wählen Sie bitte die zutreffende Aussagenkombination.

A. Keine Aussage trifft zu
B. Nur 1 und 3 sind richtig
C. Nur 2 und 3 sind richtig
D. Nur 1, 3 und 4 sind richtig
E. Alle Aussagen sind richtig

2.051   7.2.1   Fragentyp D

Nach langdauernden Schockzuständen sind vorübergehende oder bleibende Funktionsausfälle oder Schäden an folgenden Organen zu befürchten:

1) Niere
2) Milz
3) Gehirn
4) Lunge

Wählen Sie bitte die zutreffende Aussagenkombination.

A. Keine Aussage trifft zu
B. Nur 1 und 3 sind richtig
C. Nur 2 und 3 sind richtig
D. Nur 1, 3 und 4 sind richtig
E. Alle Aussagen sind richtig

| 2.052 | 7.2.1 | Fragentyp D |

Welche der genannten Formen des Schocks können ätiologisch voneinander differenziert werden?

1) Hypovolämischer Schock
2) Kardiogener Schock
3) Septischer Schock
4) Anaphylaktischer Schock

Wählen Sie bitte die zutreffende Aussagenkombination.

A. Keine Aussage trifft zu
B. Nur 1 und 3 sind richtig
C. Nur 2 und 3 sind richtig
D. Nur 1, 3 und 4 sind richtig
E. Alle Aussagen sind richtig

2.2.2 Klinische Leitsymptome, Sofortdiagnostik, erweiterte Diagnostik

| 2.053 | 7.2.2 | Fragentyp D |

Ein Anstieg der Temperaturdifferenz zwischen Körperkern (rectal gemessen) und Körperoberfläche (auf der Haut gemessen) ist zu finden

1) bei hypovolämischem Schock
2) bei Hyperthyreose
3) nach Eingriffen in Oberflächen-Hyothermie
4) bei arterieller Hypoxie

Wählen Sie bitte die zutreffende Aussagenkombination.

A. Keine Aussage trifft zu
B. Nur 1 und 3 sind richtig
C. Nur 2 und 3 sind richtig
D. Nur 1, 3 und 4 sind richtig
E. Alle Aussagen sind richtig

2.054   7.2.2   Fragentyp A1

Eine starke Erhöhung des zentralen Venendrucks spricht bei abgesunkenem arteriellen Blutdruck und kleiner Blutdruckamplitude in erster Linie für

A. Blutvolumenmangel
B. Herzinsuffizienz
C. schwere metabolische Störung des Säure-Basen-Haushalts
D. erhöhten peripheren Venentonus
E. Erniedrigung des peripheren Strömungswiderstandes im arteriellen Schenkel des Gefäßsystems

2.055   7.2.2   Fragentyp C

Die Messung des zentralen Venendrucks im Rahmen der postoperativen Behandlung ist eine wichtige, klinisch brauchbare Methode,

weil

der zentrale Venendruck eine Beurteilung des zirkulierenden Blutvolumens gestattet.

2.056   7.2.2   Fragentyp A1

Das gemeinsame Charakteristikum aller Schockformen ist:

A. eine unzureichende Durchblutung der Körpergewebe
B. Hautblässe
C. Blutdrucksenkung
D. Pulserhöhung
E. Thrombocytopenie

2.057   7.2.2   Fragentyp D

Welche wichtigen Veränderungen sind mit einem hämorrhagischen Schock verbunden?

1) Volumenmangel
2) Alkalose
3) Acidose
4) Abfall des Herzzeitvolumens

Wählen Sie bitte die zutreffende Aussagenkombination.

A. Keine Aussage trifft zu
B. Nur 1 und 3 sind richtig
C. Nur 2 und 3 sind richtig
D. Nur 1, 3 und 4 sind richtig
E. Alle Aussagen sind richtig

2.058   7.2.2   Fragentyp A1

Die Urinmenge/h darf nicht geringer sein als:

A. 1000 ml
B. 300 ml
C. 100 ml
D.   35 ml
E.   15 ml

2.059   7.2.2   Fragentyp C

Der arterielle Blutdruck ist keine wichtige Meßgröße,

weil

sich 85% des Blutvolumens im Niederdruckstromsystem befinden.

2.2.3 Grundzüge der Therapie

2.060 7.2.3 Fragentyp A2

Welche Aussage trifft <u>nicht</u> zu?
Bei einem Patienten mit akut aufgetretenem Lungenödem kommen folgende therapeutischen Maßnahmen in Betracht:

A. Kopftieflagerung, damit das Ödem besser aus dem Bronchialraum abfließen kann
B. Injektion eines schnell wirkenden Herzglykosids
C. endotracheale Intubation und Überdruckbeatmung mit Erhöhung des endexspiratorischen Drucks
D. medikamentöse Behandlung mit Sedativa
E. Sauerstoffinhalation

2.061 7.2.3 Fragentyp C

Bei einem hypovolämischen Schock mit systolischen Blutdruckwerten unter 80 mmHg als Folge einer postoperativen Nachblutung sollte unverzüglich ein vasopressorisch wirkendes Medikament mit peripherem Angriffspunkt appliziert werden,

<u>weil</u>

Pharmaka dieses Typs bei Volumenmangel in kurzer Zeit die Gewebsperfusion verbessern.

2.062 7.2.3 Fragentyp C

Noradrenalin sollte in Form einer intravenösen Dauertropfinfusion appliziert werden,

<u>weil</u>

die intravenöse Injektion der unverdünnten Stammlösung (1:1000) schwere Tachyarrhythmien auslösen kann.

2.063	2.066		
2.064	2.067		
2.065		7.2.3	Fragentyp B

Ordnen Sie bitte den in Liste 1 genannten lebensbedrohlichen Zuständen die in Liste 2 genannten Medikamente zu.

Liste 1

2.063 Hyperthyreose

2.064 Verbrauchskoagulopathie

2.065 Gehäufte und salvenartig auftretende ventriculäre Extrasystolen

2.066 Pathologisch gesteigerte Fibrinolyse

2.067 Anaphylaktische Reaktionen

Liste 2

A. Endojodin

B. ε-Aminocapronsäure

C. Heparin in kleinen Dosen (15000 E pro Tag)

D. Hydrocortison

E. Lidocain (Xylocain) im Dauertropf

2.068	7.2.3	Fragentyp A1

Die Verabreichung gefäßerweiternder Pharmaka zur Aufhebung einer peripheren Vasoconstriction bei hypovolämischem Schock ist unter folgenden Voraussetzungen zulässig:

A. nach Sauerstoffzufuhr

B. nach ausreichender Volumenzufuhr

C. nach Ausgleich metabolischer Störungen

D. nach Heparinisierung

E. nach Digitalisierung

2.069   7.2.3   Fragentyp D

Die therapeutischen Maßnahmen beim protrahierten Schock bestehen in:

1) ausreichender Volumenzufuhr
2) Durchbrechung der peripheren Vasoconstriction
3) Pufferung der metabolischen Acidose
4) Verbesserung der Mikrozirkulation

Wählen Sie bitte die zutreffende Aussagenkombination.

A. Keine Aussage trifft zu
B. Nur 1 und 3 sind richtig
C. Nur 2 und 3 sind richtig
D. Nur 1, 3 und 4 sind richtig
E. Alle Aussagen sind richtig

2.070   7.2.3   Fragentyp D

Bei welchen Schockformen ist der Einsatz von Corticosteroiden indiziert?

1) Hypovolämischer Schock
2) Septischer Schock
3) Anaphylaktischer Schock
4) Cardiovasculärer Schock

Wählen Sie bitte die zutreffende Aussagenkombination.

A. Keine Aussage trifft zu
B. Nur 1 und 3 sind richtig
C. Nur 2 und 3 sind richtig
D. Nur 1, 3 und 4 sind richtig
E. Alle Aussagen sind richtig

2.071   7.2.3   Fragentyp D

Sinnvolle therapeutische Maßnahmen bei Beginn eines hypovolämischen Schocks sind:

1) i.v.-Infusion von Plasmaexpandern
2) Injektion von Kreislaufmitteln
3) Sauerstoffanreicherung der Einatmungsluft
4) Behandlung der metabolischen Acidose

Wählen Sie bitte die zutreffende Aussagenkombination.

A. Keine Aussage trifft zu
B. Nur 1 und 3 sind richtig
C. Nur 2 und 3 sind richtig
D. Nur 1, 3 und 4 sind richtig
E. Alle Aussagen sind richtig

2.072   7.2.3   Fragentyp A2

Welche Aussage trifft nicht zu?
Nach folgenden Meßwerten wird die Volumentherapie des Schocks gesteuert:

A. Urinausscheidung
B. arterieller Blutdruck
C. Herzfrequenz
D. zentraler Venendruck
E. Hämoglobin- und Hämatokritbestimmungen

2.073   7.2.3   Fragentyp D

Beim Volumenmangelschock haben folgende Infusionslösungen anhaltenden therapeutischen Effekt:

1) Blut
2) kristalloide Lösungen mit Lävulosezusatz
3) Plasma
4) kolloidale Lösungen

Wählen Sie bitte die zutreffende Aussagenkombination.

A. Keine Aussage trifft zu
B. Nur 1 und 3 sind richtig
C. Nur 2 und 3 sind richtig
D. Nur 1, 3 und 4 sind richtig
E. Alle Aussagen sind richtig

2.074 7.2.3 Fragentyp D

Die Gabe von Natriumbicarbonat bei verminderter Kreislauffunktion hat folgende Ziele:

1) Verbesserung der Sauerstoffutilisation
2) Behandlung von Störungen im Gerinnungshaushalt
3) Verhütung einer metabolischen Acidose
4) Behandlung einer metabolischen Acidose

Wählen Sie bitte die zutreffende Aussagenkombination.

A. Keine Aussage trifft zu
B. Nur 1 und 3 sind richtig
C. Nur 2 und 3 sind richtig
D. Nur 1, 3 und 4 sind richtig
E. Alle Aussagen sind richtig

2.075   7.2.3   Fragentyp D

Welche Behandlungsprinzipien sind bei einem protrahierten Schock mit kalten Extremitäten und Akrocyanose wichtig?

1) Zufuhr von Volumen mit Plasmaexpander
2) Hebung des Blutdrucks mit Catecholaminen
3) Zufuhr von Blutvolumen mit Elektrolytlösungen
4) Maßnahmen zur Bewirkung einer peripheren Vasodilatation

Wählen Sie bitte die zutreffende Aussagenkombination.

A. Keine Aussage trifft zu
B. Nur 1 und 3 sind richtig
C. Nur 2 und 3 sind richtig
D. Nur 1, 3 und 4 sind richtig
E. Alle Aussagen sind richtig

2.076   7.2.3   Fragentyp D

Herzglykoside müssen zurückhaltend dosiert werden bei:

1) Hypokaliämie
2) Hyperkaliämie
3) Hypercalcämie
4) Acidose

Wählen Sie bitte die zutreffende Aussagenkombination.

A. Keine Aussage trifft zu
B. Nur 1 und 3 sind richtig
C. Nur 2 und 3 sind richtig
D. Nur 1, 3 und 4 sind richtig
E. Alle Aussagen sind richtig

2.077　　　　　　　　7.2.3　　　　　　　　Fragentyp A2

Welche Aussage trifft nicht zu?
Die wichtigsten Maßnahmen zur Behandlung des Lungenödems bestehen in

A. intravenöser Injektion von Kreislaufmitteln
B. endotrachealer Intubation mit Absaugung
C. Überdruckbeatmung mit Sauerstoff
D. venöser Stauung der Extremitäten
E. Diuretica und Digitalisierung

2.078　　　　　　　　7.2.3　　　　　　　　Fragentyp D

Im hypoglykämischen Schock sollte das Atemminutenvolumen

1) reduziert werden, weil der Sauerstoffbedarf geringer wird
2) gesteigert werden, weil sich eine metabolische Acidose entwickelt
3) nicht gesteigert werden, weil eine cerebrale Minderperfusion verhindert werden soll
4) gesteigert werden, weil der zentralvenöse Kohlensäurepartialdruck ansteigt

Wählen Sie bitte die zutreffende Aussagenkombination.

A. Keine Aussage trifft zu
B. Nur 1 und 3 sind richtig
C. Nur 2 und 3 sind richtig
D. Nur 1, 3 und 4 sind richtig
E. Alle Aussagen sind richtig

2.3 Störungen des Wasser-, Elektrolyt- und Säure-Basen-Haushalts

2.3.1 Ursachen

2.079   7.3.1   Fragentyp A1

Bei metabolischer Alkalose

A. wird die Sauerstoffbindungskurve nach links verschoben
B. steigt der Chloridspiegel im Blut
C. erscheinen im Urin Ammonium-Ionen
D. steigt der pH-Wert im Blut
E. steigt der Kaliumspiegel im Blut

2.080   7.3.1   Fragentyp A1

Das wichtigste Puffersystem in der extracellulären Flüssigkeit

A. Phosphat
B. Protein
C. Natrium-Lactat
D. Oxyhämoglobin
E. HCO_3^-/H_2CO_3

2.081   7.3.1   Fragentyp D

Eine metabolische Acidose entsteht:

1) durch Verlust an körpereigenen Basen
2) durch chronische Hypokaliämie
3) durch verminderte H^+-Ionen-Ausscheidung
4) durch Überschwemmung des Organismus mit sauren Valenzen

Wählen Sie bitte die zutreffende Aussagenkombination.

A. Keine Aussage trifft zu
B. Nur 1 und 3 sind richtig
C. Nur 2 und 3 sind richtig
D. Nur 1, 3 und 4 sind richtig
E. Alle Aussagen sind richtig

2.082   7.3.1   Fragentyp D

Eine metabolische Alkalose entsteht

1) durch Verlust saurer Valenzen
2) durch Hypernatriämie
3) durch Retention von Bicarbonat
4) durch endogenen oder exogenen Abfall basischer Stoffe

Wählen Sie bitte die zutreffende Aussagenkombination.

A. Keine Aussage trifft zu
B. Nur 1 und 3 sind richtig
C. Nur 2 und 3 sind richtig
D. Nur 1, 3 und 4 sind richtig
E. Alle Aussagen sind richtig

2.3.2 Sofortdiagnostik, erweiterte Diagnostik

2.083   7.3.2   Fragentyp A2

Welche Aussage trifft nicht zu?
Zur Aufrechterhaltung einer ausgeglichenen Wasser- und Elektrolytbilanz ist geeignet:

A. Bestimmung des Körpergewichtes mit Hilfe einer Bettenwaage
B. Messung aller Ausscheidungen
C. Bilanz von Flüssigkeitszufuhr und Urinausscheidung
D. Messung der Elektrolytkonzentration in den Ausscheidungen
E. Bestimmung des Erythrocytenvolumens

2.084   7.3.2   Fragentyp A1

Worüber gibt der Kaliumwert im Serum exakte Auskunft?

A. Ausgeglichene Kaliumbilanz
B. Kaliumverlustquote im Urin
C. Zunahme des intracellulären Kaliums
D. Intracellulärer Kaliummangel
E. Kaliumkonzentration im Extracellulärraum

2.3.3 Therapieprinzipien

2.085   7.3.3   Fragentyp A1

Welche Formel dient zur Berechnung der Dosierung von Natriumbicarbonat bei der Behandlung einer metabolischen Acidose?

A. Negativer Basenüberschuß x 0,3 x kg Körpergewicht
B. Negativer Basenüberschuß x kg Körpergewicht
C. pH x 0,3 kg Körpergewicht
D. Negativer B.E. dividiert durch 3,0 x kg Körpergewicht
E. Differenz pH-Wert zu 7,42 x 0,3 x Körperoberfläche

2.086   7.3.3   Fragentyp C

Die metabolische Acidose wird mit Natriumbicarbonat behandelt,

weil

Natriumbicarbonat die alveoläre Ventilation verbessert.

2.087   7.3.3   Fragentyp C

Mannit kann die Funktion einer insuffizienten Niere verbessern,

weil

Mannit den Blutzucker erhöht.

2.088   7.3.3   Fragentyp C

Peritonitis mit Ileus kann zur Ateminsuffizienz führen,

weil

durch den Ileus das Zwerchfell hochgedrängt wird.

2.089   7.3.3   Fragentyp D

Bei schwerem Schädel-Hirn-Trauma mit Bewußtlosigkeit sind folgende Erstmaßnahmen erforderlich:

1) Gewährleistung ausreichender Ventilation
2) dehydrierende Maßnahmen zur Bekämpfung des Hirnödems
3) Anlegen einer intravenösen Infusion
4) Blutdruck- und Pulskontrolle

Wählen Sie bitte die zutreffende Aussagenkombination.

A. Keine Aussage trifft zu
B. Nur 1 und 3 sind richtig
C. Nur 2 und 3 sind richtig
D. Nur 1, 3 und 4 sind richtig
E. Alle Aussagen sind richtig

2.4 Parenterale und Sondenernährung

2.090   7.4   Fragentyp A2

Welche Aussage trifft nicht zu?
Die percutane Punktion der Vena subclavia hat gegenüber einer Venae sectio der Vena mediana cubiti folgende Vorteile:

A. geringeres Infektionsrisiko
B. seltenere Thrombosierung
C. geringere Komplikationsrate beim Anlegen
D. Erhaltung zentralvenöser Zugänge über periphere Venen
E. geringerer Zeitaufwand

2.091   7.4   Fragentyp D

Beim Anlegen eines Vena-cava-superior-Katheters durch Punktion der Vena subclavia sind folgende Komplikationen möglich:

1) Hämatothorax
2) Luftembolie
3) Pneumothorax
4) Schädigung des Plexus brachialis

Wählen Sie bitte die zutreffende Aussagenkombination.

A. Keine Aussage trifft zu
B. Nur 1 und 3 sind richtig
C. Nur 2 und 3 sind richtig
D. Nur 1, 3 und 4 sind richtig
E. Alle Aussagen sind richtig

2.092 7.4 Fragentyp A2

Welche Aussage trifft nicht zu?
Komplikationen des Vena jugularis-Katheters sind

A. Luftembolie
B. Pneumothorax und Hämatothorax
C. Aufsteigende Thrombosierung
D. Bakteriämie
E. Abreißen des Katheters

2.5 Komata und Vergiftungen, endokrine und metabolische Krisen

2.093 7.5 Fragentyp A2

Welche Aussage trifft nicht zu?
Bei einer schweren Schlafmittelvergiftung kann die Störung der Sauerstoffversorgung der Organe bedingt sein durch

A. Atemdepression durch das Schlafmittel
B. Depression der Herztätigkeit
C. Aspiration von Mageninhalt
D. Schock
E. Störung der Sauerstoffbindung an Hämoglobin

2.094	2.097		
2.095	2.098		
2.096		7.5	Fragentyp B

Bei welchen Indikationen der Liste 2 sind die Behandlungen oder Pharmaka der Liste 1 indiziert?

Liste 1

2.094 O_2-Beatmung

2.095 Atropin

2.096 Paraffinöl

2.097 BAL (Dithiolglycerin)

2.098 "Forcierte" Diurese

Liste 2

A. Barbiturat-Intoxikation
B. CO-Intoxikation
C. E 605-Intoxikation (Alkylphosphate)
D. Terpentin-Intoxikation
E. Blei-Intoxikation

2.099	7.5	Fragentyp A1

Eine Magenspülung bei einem durch orale Giftaufnahme tief bewußtlosen Patienten ist nur erlaubt

A. nach chemischer Sicherung des Vergiftungsmittels
B. in Kopftief-Seitenlage
C. in Rückenlage
D. innerhalb der 1. Stunde nach Giftaufnahme
E. nach endotrachealer Intubation

2.100　　　　　　　　7.5　　　　　　　　Fragentyp D

Geeignete Sofortmaßnahmen bei CO-Vergiftung sind:

1) i.v.-Antidote
2) Beatmung mit 100% Sauerstoff
3) hyperbare Sauerstofftherapie
4) die Austauschtransfusion

Wählen Sie bitte die zutreffende Aussagenkombination.

A. Keine Aussage trifft zu
B. Nur 1 und 3 sind richtig
C. Nur 2 und 3 sind richtig
D. Nur 1, 3 und 4 sind richtig
E. Alle Aussagen sind richtig

2.6 Maßnahmen bei besonderen Erkrankungen

2.101　　　　　　　　7.7　　　　　　　　Fragentyp D

Der durch Plasmaverlust bedingte Albuminmangel im Frühstadium der Verbrennungskrankheit muß substituiert werden, da Albuminmangel folgende Vorgänge begünstigt:

1) Gewebsödem durch Verminderung des kolloidosmotischen Drucks
2) Plasmaaustritt aus den Gefäßen durch Verminderung der Plasmaviscosität
3) Sludge-Phänomen durch Verminderung der Suspensionsstabilität des Blutes
4) Kreislaufschock durch Hypovolämie

Wählen Sie bitte die zutreffende Aussagenkombination.

A. Keine Aussage trifft zu
B. Nur 1 und 3 sind richtig
C. Nur 2 und 3 sind richtig
D. Nur 1, 3 und 4 sind richtig
E. Alle Aussagen sind richtig

2.102	2.105		
2.103	2.106		
2.104		7.7	Fragentyp B

Ordnen Sie die Parameter der Liste 2 den entsprechenden Vitalfunktionen der Liste 1 zu.

Liste 1

2.102 Diurese

2.103 Zirkulierendes Blutvolumen

2.104 Eiweißhaushalt

2.105 Wasser- und Elektrolythaushalt

2.106 Säure-Basen-Haushalt

Liste 2

A. Stündliche Harnmenge

B. Zentraler Venendruck

C. Ionogramm im Serum und Harn

D. Elektrophorese

E. Arterielle Blutgaswerte mit pH

2.107	7.7	Fragentyp D

Welche Begleitsymptome können bei bewußtlosen Patienten mit Schädel-Hirn-Trauma vorkommen:

1) Aspiration

2) Hyperventilation

3) Hypoventilation

4) Hyperglykämie

Wählen Sie bitte die zutreffende Aussagenkombination.

A. Keine Aussage trifft zu

B. Nur 1 und 3 sind richtig

C. Nur 2 und 3 sind richtig

D. Nur 1, 3 und 4 sind richtig

E. Alle Aussagen sind richtig

2.108   7.7   Fragentyp A2

Welche Aussage trifft nicht zu?
Zur Senkung des Hirndrucks bei Schädel-Hirntrauma sind geeignet:

A. Lumbalpunktion
B. Lasix i.v.
C. Dexamethason i.v.
D. kontrollierte Hypothermie
E. 40%iges Sorbit als Infusion

2.109   7.7   Fragentyp D

Welches sind Zeichen unzureichender vegetativer Blockade bei Anwendung einer kontrollierten Hypothermie?

1) Temperaturanstieg
2) Blutdruckabfall
3) "Gänsehaut"
4) Tachykardie

Wählen Sie bitte die zutreffende Aussagenkombination.

A. Keine Aussage trifft zu
B. Nur 1 und 3 sind richtig
C. Nur 2 und 3 sind richtig
D. Nur 1, 3 und 4 sind richtig
E. Alle Aussagen sind richtig

2.110   7.7   Fragentyp D

Die Voraussetzung für die Durchführung der kontrollierten Hypothermie ist die Ausschaltung der vegetativen Gegenregulation. Diese ist möglich durch Anwendung von:

1) Cocatil lytique (Pethidin, Phenergan, Hydergin)
2) Thymoleptica
3) tiefer Narkose mit Muskelrelaxation
4) Antipyretica

Wählen Sie bitte die zutreffende Aussagenkombination.

A. Keine Aussage trifft zu
B. Nur 1 und 3 sind richtig
C. Nur 2 und 3 sind richtig
D. Nur 1, 3 und 4 sind richtig
E. Alle Aussagen sind richtig

2.111   7.7   Fragentyp D

Was bewirkt die kontrollierte Hypothermie?

1) Senkung des Liquordrucks
2) Steigerung des zentralvenösen Drucks
3) Reduzierung der Stoffwechselvorgänge
4) Steigerung der Löslichkeit von Gasen im Blut

Wählen Sie bitte die zutreffende Aussagenkombination.

A. Keine Aussage trifft zu
B. Nur 1 und 3 sind richtig
C. Nur 2 und 3 sind richtig
D. Nur 1, 3 und 4 sind richtig
E. Alle Aussagen sind richtig

Antwortenschlüssel

1. Grundlagen der Anaesthesiologie

1.001	D	1.043	A	1.085	A
1.002	B	1.044	B	1.086	B
1.003	D	1.045	B	1.087	D
1.004	D	1.046	B	1.088	A
1.005	E	1.047	D	1.089	E
1.006	D	1.048	C	1.090	E
1.007	D	1.049	C	1.091	D
1.008	C	1.050	A	1.092	A
1.009	D	1.051	B	1.093	C
1.010	D	1.052	A	1.094	D
1.011	B	1.053	D	1.095	B
1.012	D	1.054	C	1.096	A
1.013	E	1.055	D	1.097	B
1.014	C	1.056	C	1.098	D
1.015	D	1.057	A	1.099	C
1.016	E	1.058	E	1.100	B
1.017	D	1.059	A	1.101	D
1.018	E	1.060	E	1.102	D
1.019	E	1.061	E	1.103	E
1.020	C	1.062	D	1.104	E
1.021	A	1.063	C	1.105	B
1.022	B	1.064	B	1.106	D
1.023	D	1.065	A	1.107	B
1.024	B	1.066	D	1.108	B
1.025	D	1.067	C	1.109	D
1.026	C	1.068	E	1.110	B
1.027	B	1.069	E	1.111	C
1.028	B	1.070	E	1.112	A
1.029	A	1.071	C	1.113	D
1.030	E	1.072	A	1.114	D
1.031	C	1.073	E	1.115	C
1.032	B	1.074	D	1.116	B
1.033	A	1.075	B	1.117	B
1.034	E	1.076	D	1.118	D
1.035	D	1.077	D	1.119	B
1.036	C	1.078	A	1.120	A
1.037	D	1.079	A	1.121	B
1.038	C	1.080	B	1.122	D
1.039	D	1.081	B	1.123	D
1.040	D	1.082	D	1.124	C
1.041	C	1.083	B	1.125	D
1.042	E	1.084	B	1.126	E

1.127	C	1.167	A	1.207	D
1.128	B	1.168	C	1.208	B
1.129	B	1.169	E	1.209	D
1.130	B	1.170	A	1.210	D
1.131	B	1.171	B	1.211	B
1.132	D	1.172	C	1.212	D
1.133	D	1.173	D	1.213	A
1.134	B	1.174	B	1.214	D
1.135	D	1.175	B	1.215	C
1.136	E	1.176	D	1.216	C
1.137	B	1.177	C	1.217	C
1.138	B	1.178	A	1.218	D
1.139	C	1.179	A	1.219	C
1.140	A	1.180	B	1.220	B
1.141	E	1.181	B	1.221	C
1.142	D	1.182	A	1.222	A
1.143	E	1.183	A	1.223	B
1.144	D	1.184	D	1.224	E
1.145	C	1.185	C	1.225	D
1.146	C	1.186	E	1.226	B
1.147	D	1.187	E	1.227	C
1.148	C	1.188	C	1.228	A
1.149	B	1.189	C	1.229	C
1.150	B	1.190	E	1.230	D
1.151	D	1.191	D	1.231	C
1.152	D	1.192	A	1.232	B
1.153	B	1.193	B	1.233	E
1.154	D	1.194	E	1.234	C
1.155	C	1.195	D	1.235	B
1.156	D	1.196	D	1.236	A
1.157	E	1.197	A	1.237	D
1.158	E	1.198	B	1.238	E
1.159	B	1.199	D	1.239	D
1.160	D	1.200	C	1.240	D
1.161	D	1.201	C	1.241	C
1.162	D	1.202	E	1.242	B
1.163	D	1.203	A	1.243	E
1.164	D	1.204	C		
1.165	C	1.205	D		
1.166	D	1.206	E		

2. Akut lebensbedrohliche Zustände, Grundlagen der Intensivmedizin

2.001	C	2.038	B	2.075	D
2.002	E	2.039	A	2.076	B
2.003	E	2.040	E	2.077	A
2.004	D	2.041	C	2.078	B
2.005	D	2.042	D	2.079	D
2.006	E	2.043	E	2.080	E
2.007	B	2.044	C	2.081	D
2.008	D	2.045	B	2.082	D
2.009	C	2.046	C	2.083	E
2.010	B	2.047	B	2.084	E
2.011	D	2.048	B	2.085	A
2.012	C	2.049	B	2.086	C
2.013	D	2.050	D	2.087	C
2.014	B	2.051	D	2.088	A
2.015	E	2.052	E	2.089	D
2.016	D	2.053	B	2.090	C
2.017	D	2.054	B	2.091	E
2.018	C	2.055	A	2.092	B
2.019	C	2.056	A	2.093	E
2.020	C	2.057	D	2.094	B
2.021	E	2.058	D	2.095	C
2.022	B	2.059	D	2.096	D
2.023	C	2.060	A	2.097	E
2.024	B	2.061	E	2.098	A
2.025	B	2.062	A	2.099	E
2.026	E	2.063	A	2.100	C
2.027	D	2.064	C	2.101	D
2.028	E	2.065	E	2.102	A
2.029	E	2.066	B	2.103	B
2.030	B	2.067	D	2.104	D
2.031	D	2.068	B	2.105	C
2.032	C	2.069	E	2.106	E
2.033	E	2.070	C	2.107	E
2.034	C	2.071	D	2.108	A
2.035	D	2.072	E	2.109	D
2.036	C	2.073	D	2.110	B
2.037	D	2.074	D	2.111	D

Anhang
Fragen des Instituts
für Medizinische und Pharmazeutische
Prüfungsfragen (IMPP) in Mainz

1	Fragentyp A

Welches der genannten Muskelrelaxantien hat den raschesten Wirkungseintritt?

(A) d-Tubocurarin

(B) Alcuronium (Alloferin^R)

(C) Pancuronium (Pancuronium "Organon")

(D) Gallamin (Flaxedil^R)

(E) Suxamethonium (Pantolax^R)

2	Fragentyp A

Welche Aussage trifft zu?
Periphere Nervenschäden können während der Allgemeinanaesthesie am ehesten verursacht werden durch

(A) künstliche Beatmung

(B) falsche Lagerung

(C) das Narkoseverfahren

(D) akzidentelle Hypothermie

(E) Gabe von Muskelrelaxantien

3	Fragentyp A

Welche der folgenden diagnostischen Maßnahmen ist beim Polytraumatisierten zum Ausschluß einer frischen Blutung in die freie Bauchhöhle am zuverlässigsten?

(A) Messung des zentralen Venendrucks

(B) Messung des Bauchumfangs

(C) stündliche Hämatokritbestimmungen

(D) Peritoneallavage

(E) röntgenologische Abdomenübersicht

4

Fragentyp A

Die aufgeführten zur Narkoseprämedikation wichtigen
Pharmaka haben charakteristische Wirkungen.
Welche der folgenden Kombinationen trifft nicht zu?

(A) Atropin - Parasympatholyse

(B) Morphin - Analgesie

(C) Scopolamin - Hemmung der Speichelsekretion

(D) Promethazin (Atosil^R) - Sedierung

(E) Pethidin (Dolantin^R) - Bradykardie

5

Fragentyp A

Welches der folgenden Medikamente ist bei einem Patienten mit Serumcholinesterasemangel nicht geeignet?

(A) Suxamethonium (Pantolax^R)

(B) Pancuronium (Pancuronium "Organon")

(C) Diazepam (Valium^R)

(D) Halothan (Fluothane^R)

(E) Thiopental (Trapanal^R)

6

Fragentyp C

Die Überdruckbeatmung ist bei einem Lungenödem infolge
Linksherzinsuffizienz kontraindiziert,

weil

die Linksherzinsuffizienz bei einer Überdruckbeatmung
wegen Lungenödems infolge des gesteigerten intrathorakalen Drucks weiter verstärkt wird.

7   Fragentyp C

Zur Behebung einer Atemdepression nach Gabe von Fentanyl ist Naloxon (Narcanti^R) gegenüber Levallorphan (Lorfan^R) und Nalorphin (Lethidrone^R) vorzuziehen,

<u>weil</u>

Levallorphan (Lorfan^R) und Nalorphin (Lethidrone^R) selbst eine Atemdepression erzeugen können.

8   Fragentyp C

Bei Patienten mit Asthma bronchiale ist die Anwendung von Halothan zur Narkose kontraindiziert,

<u>weil</u>

bei Patienten mit Asthma bronchiale die Inhalation von Halothan zur Bronchokonstriktion führt.

9   Fragentyp C

Bei Patienten mit chronischer Niereninsuffizienz kommt es mit fortschreitendem Nierenparenchymuntergang zu einer renal bedingten metabolischen Azidose,

<u>weil</u>

die Sauerstoffaffinität des Hämoglobins mit Verminderung des pH-Wertes abnimmt.

10   Fragentyp C

Bei Patienten mit Exsikkose ist das Serum-Natrium immer erhöht,

<u>weil</u>

in der extrazellulären Flüssigkeit das Natriumchlorid den größten Anteil an der osmotischen Aktivität hat.

11 Fragentyp C

Orciprenalin (Alupent^R) ist zur Behandlung der Herzinsuffizienz beim frischen Myokardinfarkt ohne Herzrhythmusstörung indiziert,

weil

Orciprenalin durch Stimulation der Beta-1-Rezeptoren eine stark positiv inotrope Wirkung entfaltet.

12 Fragentyp C

Bei einem nach Barbiturateinnahme bewußtlosen Patienten darf vor der Magenspülung keine Intubation erfolgen,

weil

es bei der Intubation zum reflektorischen Kreislaufstillstand kommen kann.

13 Fragentyp D

Die Narkoseeinleitungszeit bei Verwendung von Inhalationsnarkotika hängt ab von der

(1) Größe des Herzzeitvolumens

(2) Größe des Atemminutenvolumens

(3) Löslichkeit des Narkotikums im Blut

(4) angebotenen inspiratorischen Konzentration des Anaesthetikums

(A) nur 3 ist richtig

(B) nur 1 und 2 sind richtig

(C) nur 2 und 4 sind richtig

(D) nur 1, 2 und 3 sind richtig

(E) 1 - 4 = alle sind richtig

14   Fragentyp D

Symptome einer relativen oder absoluten Überdosierung von Lokalanaesthetika sind unter anderem

(1) Krampanfälle
(2) Zyanose
(3) Schock
(4) Herzrhythmusstörungen

(A) nur 1 und 2 sind richtig
(B) nur 1 und 3 sind richtig
(C) nur 2 und 3 sind richtig
(D) nur 2 und 4 sind richtig
(E) 1 - 4 = alle sind richtig

15   Fragentyp D

Bei der Beurteilung der Tiefe einer Äthernarkose nach dem Guedel-Schema werden unter anderem berücksichtigt

(1) das Blutdruckverhalten
(2) die Pulsfrequenz
(3) die Atmung
(4) die Pupillenweite
(5) der Kornealreflex

(A) nur 1 und 2 sind richtig
(B) nur 1 und 3 sind richtig
(C) nur 4 und 5 sind richtig
(D) nur 1, 2 und 3 sind richtig
(E) nur 3, 4 und 5 sind richtig

16 Fragentyp D

Zur Symptomatik einer fulminanten Lungenembolie gehören folgende klinische Zeichen:

(1) zunehmende Atemnot
(2) zunehmende Zyanose
(3) zunehmende Halsvenenstauung
(4) kardiogener Schock

(A) nur 1 und 3 sind richtig
(B) nur 2 und 4 sind richtig
(C) nur 3 und 4 sind richtig
(D) nur 1, 3 und 4 sind richtig
(E) 1 - 4 = alle sind richtig

17 Fragentyp D

Ein dreijähriges Kind hat etwa 10 Tabletten geschluckt. Bei folgenden Substanzen muß der sofort nach der Einnahme hinzugezogene Arzt eine sofortige Entleerung des Magens veranlassen, um den Eintritt einer lebensbedrohlichen Vergiftung zu verhindern:

(1) Digoxin 0,25 mg Tabletten
(2) Prednison 1,0 mg Tabletten
(3) Imipramin 25 mg Dragees
(4) orale Antikonzeptiva (Östrogen-Gestagen-Kombination)

(A) nur 4 ist richtig
(B) nur 1 und 3 sind richtig
(C) nur 2 und 4 sind richtig
(D) nur 1, 2 und 3 sind richtig
(E) 1 - 4 = alle sind richtig

18 Fragentyp D

Nach intravenöser Injektion von Ampicillin entwickelt sich bei einem Patienten schnell die folgende Symptomatik: Brennen und Hitzegefühl in Handtellern und Fußsohlen, Hypotonie und Zyanose, Bewußtlosigkeit. Folgende Maßnahmen sind zu befürworten:

(1) flache Lagerung des Patienten, Beatmung

(2) eine Ampulle mit 1 ml Adrenalin 1 : 1000 und 20 ml physiologische Kochsalzlösung in einer Spritze aufgezogen langsam intravenös unter Kontrolle des Blutdrucks injizieren

(3) 250 - 500 mg Prednisolon intravenös

(4) Schaffung eines venösen Zugangs, Volumensubstitution

(A) nur 4 ist richtig

(B) nur 1 und 3 sind richtig

(C) nur 2 und 4 sind richtig

(D) nur 1, 2 und 3 sind richtig

(E) 1 - 4 = alle sind richtig

19 Fragentyp D

Bei Patienten mit schwerer chronischer Atemwegsobstruktion können bereits in therapeutischen Dosen eine akute Verschlechterung des Blutgas-Status auslösen:

(1) Digoxin (Lanicor^R)

(2) Diazepam (Valium^R)

(3) Theophyllin (z.B. in Euphyllin^R)

(4) Propranolol (Dociton^R)

(A) nur 4 ist richtig

(B) nur 1 und 2 sind richtig

(C) nur 2 und 4 sind richtig

(D) nur 1, 2 und 3 sind richtig

(E) nur 2, 3 und 4 sind richtig

20   Fragentyp D

Hypokaliämie kann vorkommen bei

(1) starkem Erbrechen
(2) starken Durchfällen
(3) Abführmittelabusus
(4) massiver Ödemausschwemmung mit Saluretika
(5) Coma diabeticum in der Reparationsphase

(A) nur 4 und 5 sind richtig
(B) nur 1, 2 und 4 sind richtig
(C) nur 3, 4 und 5 sind richtig
(D) nur 1, 2, 4 und 5 sind richtig
(E) 1 - 5 = alle sind richtig

21   Fragentyp D

Als Ursachen einer Polyurie kommen in Betracht

(1) Diabetes mellitus
(2) Hypercalcämie
(3) langdauernder Kaliummangel
(4) chronische Pyelonephritis
(5) Hypocalcämie

(A) nur 1 ist richtig
(B) nur 3 und 4 sind richtig
(C) nur 1, 3 und 5 sind richtig
(D) nur 1, 2, 3 und 4 sind richtig
(E) 1 - 5 = alle sind richtig

Antwortenschlüssel zu den Fragen des IMPP

1	E	8	E	15	E
2	B	9	B	16	E
3	D	10	D	17	B
4	E	11	D	18	E
5	A	12	D	19	A
6	E	13	E	20	E
7	D	14	E	21	D

Titel des Buches: **Examens-Fragen**
Anaesthesiologie und Intensivmedizin, 2. Auflage

Was können wir bei der nächsten Auflage besser machen?

Zur inhaltlichen und formalen Verbesserung unserer Lehrbücher bitten wir um Ihre Mithilfe. Wir würden uns deshalb freuen, wenn Sie uns die nachstehenden Fragen beantworten könnten.

1. Finden Sie ein Kapitel besonders gut dargestellt? Wenn ja, welches und warum? _____

_____

_____

2. Welches Kapitel hat Ihnen am wenigsten gefallen. Warum? _____

_____

_____

3. Bringen Sie bitte dort ein × an, wo Sie es für angebracht halten.

	Vorteilhaft	Angemessen	Nicht angemessen
Preis des Buches			
Umfang			
Aufmachung			
Abbildungen			
Tabellen und Schemata			
Register			

	Sehr wenige	Wenige	Viele	Sehr viele
Druckfehler				
Sachfehler				

4. Spezielle Vorschläge zur Verbesserung dieses Textes (u. a. auch zur Vermeidung von Druck- und Sachfehlern) _____

_____

_____

_____

_____

_____

bitte wenden!

5. Bitte teilen Sie uns mit, auf welchen Fachgebieten Ihrer Meinung nach moderne Lehrbücher fehlen. Dazu folgende kurze Charakterisierung unserer eigenen Werke:

Fragensammlungen = Examensfragen zur Vorbereitung auf Prüfungen
Basistexte = vermitteln nach der neuen Approbationsordnung das für das Examen wichtige Stoffgebiet
Kurzlehrbücher = zur Vertiefung des Basiswissens gedacht; für den sorgfältigen Studenten
Lehrbücher = Umfassende Darstellungen eines Fachgebietes; zum Nachschlagen spezieller Informationen

Fachgebiet	Fragensammlungen	Basistexte	Kurzlehrbücher	Lehrbücher

Bei Rücksendung werden Sie automatisch in unsere Adressenliste aufgenommen.
Name_____
Adresse_____

Fachstudium_____
Semester_____
Ärztliche Vorprüfung_____
Datum/Unterschrift_____

Wir danken Ihnen für die Beantwortung der Fragen und bitten um Einsendung des Blattes an:

> Frau M. Kalow
> Springer-Verlag
> Neuenheimer Landstraße 28
> **6900 Heidelberg 1**

Lehrbuch der Anaesthesiologie, Reanimation und Intensivtherapie

Herausgeber: H. Benzer, R. Frey, W. Hügin, O. Mayrhofer. Mit Beiträgen zahlreicher Fachwissenschaftler.
4., völlig neubearbeitete Auflage 1977. 375 Abbildungen, 1 Falttafel
XX, 809 Seiten
Gebunden DM 168,- $ 92.40
ISBN 3-540-07676-X

Allgemeine und spezielle Chirurgie

Herausgeber: M. Allgöwer unter Mitarbeit zahlreicher Experten.
3., neubearbeitete Auflage 1976. 425 Abbildungen XXIV, 657 Seiten
DM 48,-
ISBN 3-540-07702-2

G. Heberer, W. Köle, H. Tscherne

Chirurgie

Lehrbuch für Studierende der Medizin und Ärzte. Mit erweitertem Hinweisindex zum Gegenstandskatalog. Unter Mitarbeit zahlreicher Fachwissenschaftler
3., überarbeitete und erweiterte Auflage. 1980. 502 zum größten Teil farbige Abbildungen, 109 Tabellen.
XXIX, 718 Seiten
Gebunden DM 68,-
ISBN 3-540-09806-2

Interne Notfallmedizin

Programmierter Leitfaden für Praxis und Klinik. Herausgeber: G. Junge-Hülsing. Mit einem Geleitwort von A. Schretzenmayr. Mit Beiträgen zahlreicher Fachwissenschaftler
völlig überarbeitete Auflage.
1977. 572 Seiten
DM 38,-
ISBN 3-540-08394-4

L. Leger, M. Nagel

Chirurgische Diagnostik

Krankheitslehre und Untersuchungstechnik. Einleitung: L. F. Hollender, Vorwort: F. Kümmerle. Unter Mitarbeit von E. Stahl. Übersetzung des aus der französischen Ausgabe verwendeten Textes: U. Nagel
3., überarbeitete und erweiterte Auflage. 1978. 644 Abbildungen.
XXI, 400 Seiten
DM 58,-
ISBN 3-540-08896-2

Notfallmedizin

Workshop April 1975. Herausgeber: F. W. Ahnefeld, H. Bergmann, C. Burri, W. Dick, M. Halm'agyi, E. Rügheimer.
1976. 109 Abbildungen, 124 Tabellen, XIII, 386 Seiten
DM 53,-(Klinische Anästhesiologie und Intensivmedizin, Bd. 10)
ISBN 3-540-07581-X

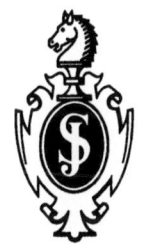

Springer-Verlag
Berlin
Heidelberg
New York

Examens-Fragen

zur Überprüfung und
Erweiterung Ihrer Kenntnisse

**Examens-Fragen
Chirurgie**
2. Auflage 1980.
DM 36,–
ISBN 3-540-09931-X

**Examens-Fragen
Innere Medizin**
5. Auflage 1979. DM 32,–
ISBN 3-540-09426-1

**Examens-Fragen
Kinderheilkunde**
3. Auflage 1980. DM 29,80
ISBN 3-540-09805-4

**Examens-Fragen
Dermatologie**
4. Auflage 1979. DM 24,–
ISBN 3-540-09179-3

**Examens-Fragen
Neurologie**
2. Auflage 1978. DM 18,–
ISBN 3-540-09032-0

**Examens-Fragen
Psychiatrie**
1974. DM 14,–
ISBN 3-540-06925-9

**Examens-Fragen
Arbeitsmedizin**
1973. DM 14,–
ISBN 3-540-06069-3

**Examens-Fragen
Rechtsmedizin**
1976. DM 18,–
ISBN 3-540-07769-3

**Examens-Fragen
Pathologie**
2. Auflage 1976. DM 16,–
ISBN 3-540-07746-4

**Examens-Fragen
Pharmakologie und Toxikologie**
2. Auflage 1976. DM 19,80
ISBN 3-540-07906-8

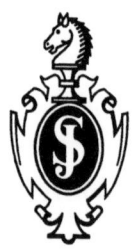

Springer-Verlag
Berlin
Heidelberg
New York

MIX
Papier aus verantwortungsvollen Quellen
Paper from responsible sources
FSC® C105338

If you have any concerns about our products,
you can contact us on
ProductSafety@springernature.com

In case Publisher is established outside the EU,
the EU authorized representative is:
**Springer Nature Customer Service Center GmbH
Europaplatz 3, 69115 Heidelberg, Germany**

Printed by Libri Plureos GmbH
in Hamburg, Germany